境界性パーソナリティ障害をもつ人とどう話したらいいですか

一緒にいるための対話のコツ

著

ジェロルド・J・クライスマン

訳

荒 井 秀 樹

星和書店

Talking to a Loved One with Borderline Personality Disorder

Communication Skills to Manage Intense Emotions, Set Boundaries & Reduce Conflict

by
Jerold J. Kreisman, M.D.

Translated
by
Hideki Arai

献辞

小さかったのに
いつのまにか大きくなり
次の小さい子たちを気遣うようになった
ジェニーとアダム
アリシアとブレット
オードリーとオーエン
ステラとライダー へ

本書に寄せて

人間関係がテーマの本を開けば、そのためのツールや原理が紹介されていて、どうしたら効果的にコミュニケーションがとれるかをいろいろと教えてくれます――自分の正しさを示すよりも、パートナーの視点を尊重しましょう。積極的に耳を傾けて、自分だけが話さないように。相手の立場に立つのです。言葉遣いと声の調子に気をつけて。その人のどこが好きかを言葉で伝えましょう。「ごめんなさい」をすすんで言えるようになりましょう――。

でも、どちらか一方に境界性パーソナリティ障害があるとしたら？ そして、一般に言われているそうしたことすべてを、うまくこなせないときがあるとしたら？ 境界性パーソナリティ障害を抱えている人も、周りの人に共感することは数多くあるかもしれません。ただ、気持ちが高ぶると、攻撃モードに入ってしまうことがあります。しかも、そのときにもう一人が、行動に責任をもつようにとか、言い方を変えるようにと（つまり、それまでの方法がよくなかったと暗に）伝えたりすると、状況はさらに悪くなります。そんなことが繰り返されると、結局、境界性パーソナリティ障害を抱える人に対しては、必要なときにしか話しかけなくなってしまうかもしれません。関係は冷え切ってしまうのです。

あなたの大切な人に境界性パーソナリティ障害があるとしても、その人とあなたが本当の意味でともに問題を解決できるようになるという希望はあるのでしょうか？　あります。本当です。どういうことか、ちょっとしたたとえ話で考えてみましょう。南北戦争の頃のアメリカです。ライバル関係の二社が、大陸横断鉄道を建設することになりました。一社は、ロッキー山脈東側のネブラスカ州オマハから西に向けて工事を進めます。もう一社は、西海岸のサンフランシスコから東へ向かいます。二社は一緒になって不可能なことをやり遂げようとしました――二つの鉄道がぴたりとある地点で出合って、完璧につながるようにするのです。計画段階でも途方もない時間がかかりました。それでもついに全員が了解して準備を整え、着工しました。花崗岩の山脈を爆破して前進し、六メートル近い雪に埋もれた道筋に線路を敷いていったのです。

心と心がつながる。線路と線路がつながる――。どちらも、たどるべきものが何もない、方向を見失いやすい地平での出来事です。一方の組は危うい感情の領域を、はれものにさわるかのように歩いています。もう一方の組は、そびえる雪壁とその他の物理的な障壁の中を突き進んでいきます。今となっては、鉄道建設の人々のやり方を変えることはできません——過去の話ですから。でも、あなたと、境界性パーソナリティ障害をもつ大切な人とでしたら間に合います！　はれものにさわるような危険に満ちた話し合いを大切な人と一緒に行っていく。その舵取りに役立つツールを提供してくれるのが、精神科医のジェリー・クライスマンです。あなたも気がつくと夢中になって、何度も本書を読み返していることでしょう。

クライスマン博士の手法をはじめに少しだけ見ておきましょう。博士は一九八九年の最初の著書、*I Hate You—Don't Leave Me*（邦訳『境界性人格障害（BPD）のすべて』）の中で、コミュニケーション技法であるSET（支援［S：Support］‐共感［E：Empathy］‐真実［T：Truth］）を紹介してくれました。これは広く知られるようになり、今でも多くの人に使われています。さらに、その後の患者さんたちとの三十年にわたる取り組みの中で、博士はSETを洗練、拡充し、まったく別のレベルにまで高めました。まるで一昔前の、前輪が大きく後輪が小さい自転車を、ハーレーダビッドソンの最新式オートバイに変身させたようなものです。

今日のSET‐UP（理解［U：Understanding］と根気強さ［P：Perseverance］が加わりました）は、単なるコミュニケーション体系を超えています。人間関係そのものをよくする道具として欠かせないものとなっています。なぜなら、ＳＥＴ‐ＵＰを使えば、お互いを尊重する効果的な話し合いができるようになり、それは信頼と愛情を築くうえでの柱となるからです。ＳＥＴ‐ＵＰはわかりやすくて実用的な手法です。ＳＥＴ‐ＵＰを使えば、脱線しないで話し合いができます。もし話がずれたとしても、どこで脱線したかを指し示して、元に戻せます。クライスマン博士はたくさんの例を挙げてくれていて、どれもなるほどと思わされるものばかりです。なんといっても、読みやすいのが本書のすばらしさ。境界性パーソナリティ障害にまつわる訳のわからない専門用語との格闘がありません。実用的で、試用テスト済みの、頼りになるツールを紹介してくれるのです。

本書では、最初の三つの章でＳＥＴ‐ＵＰの基本について説明しています。残りの章で、どのようにＳＥＴ‐ＵＰを使えばよいかが示されます。境界性パーソナリティ障害をもつ人との人間関係でよくあるジレンマ――勝ち目がないジレンマ、「大嫌い」のジレンマ、見捨てられ不安のジレンマ、アイデンティティがないジレンマ、「私は犠牲者」のジレンマ、衝動的な自傷のジレンマ、さらには「とどまるべきか去るべきか」のジレンマまで――の中で、実際にどのように使えばよいかが示されているのです。

そんなふうに、うまくコミュニケーションできるようになって、人間関係もよくするだなんて、みなさんにはほとんど不可能に思えるでしょうか？　大陸横断鉄道がつながることだってそうでした。けれども、一八六九年五月十日、ユタ準州のプロモントリー・サミットで行われた式典で最後の大釘が打ち込まれ、最初の「大陸横断鉄道」の完成が祝われたのです。

さあ、先を読み進めてください。着工のときです。

ランディ・クリーガー

謝辞

画面に言葉を打ち込んで、何かを生み出す作業を始めながら、これが取り組みがいのある活動であり、他の人たちの役に立つものとなってくれればと願う——。そうしたときには必ず、それを後押ししてくれるチームに囲まれているものです。励まし、批判的な視点で検討し、寛容に接してくれる。私のチームも、本当に献身的でした。

ニュー・ハービンガー社では、最初に私の情熱に火をつけてくれたジェス・オブライエンが、そのあとも出版までのプロセスを親切に、丁寧に見守ってくれました。編集者のニコラ・スキッドモアとクランシー・ドレイク、また原稿整理をしてくれたシンディー・ニクソンは、まっすぐではあるけれども、ときに幅が広すぎる道を私が歩めるよう案内してくれました。彼らの支えがあったからこそ、滞りなく出版までたどりつけたのです。

家族の辛抱強さがなければ、本書を出版することはできませんでした。いつだって、彼らとともにいたほうがどれほど楽しかったかしれないときに励ましてくれたからこそ、部屋のドアを閉めて、もう少し長くパソコンを見続けることができました。子どもたち、孫たち、そしてもちろんいつものことながら妻のジュディが、締め切りを守れるように助けてくれて、しかも一緒にわくわくする時間ももてるようにしてくれました。

先生方と同僚たちにも感謝しきれません。彼らの知恵と経験から、私は今でもひらめきを得続けています。

最後に、重要な事柄を一番多く教えてくれる患者さんたちに何よりも感謝します。より役立つ方向へと導いてくれ、私が間違ったときには優しく軌道修正をしてくれます。私を信頼してケアを託し、共に探究することを許してくれます。患者さんたちの勇気と、寄せてくれる信頼とに値し、それに応えられるよう奮闘する日々です。

はじめに

あなたの愛する大切な人に境界性パーソナリティ障害（ＢＰＤ）があるのでしたら、すでによくご存じでしょう。その人との関係はしょっちゅう緊張します。大切なその人は気分が変わりやすく、衝動にまかせて行動しやすく、自分を傷つけるような振る舞いさえするかもしれません。そうしたことのどれもが、そばに居続けることを難しくします。その人は、距離を置きたくなるほどの怒りを見せたかと思えば、必死にしがみついてきて、もっとしっかり抱きしめてくれるように求めます。あなたに対するむやみな賛美と、言われなき侮蔑とのあいだで揺れ動きます。その人はあなたの恋人かもしれませんし、親友かもしれません。親御さん、あるいはお子さんかもしれません。

本書では、波瀾万丈とも言えるそうした領域を舵取りしていくための実用的な方法をご紹介します。これを使えば、大切な人のコミュニケーションパターンが困惑させられるものであっても、いくらか理解しやすくなるでしょう。落とし穴を避けやすくなりますし、よりポジティブなつながりがもてるようになるはずです。

同じ主題の他の多くの書籍と違って、本書は必ずしもBPDと診断された人たちのために書かれたものではありません。また、正式な専門的治療について説明するものでも、それに代わるものでもありません。本書は、BPDをもつ誰かとコミュニケーションし続けると心に決めている人たちに向けて、かなり的を絞って具体的に書かれています。本書を通じて、大切な人との関係を維持し、よりよいものにしていくための枠組みを提供できればと思います。

本書がどのように役に立つかというと

BPDを抱える人との愛情に満ちた関係を維持しようとしても、それはなかなか大変かもしれません。あなたは大切に思っていても、どうもその人はあなたの愛情にいつも抵抗し、異議を唱えているように思われます。本書には、BPDをもつ誰かを大切に思っている人たちにふだんから起こりがちなジレンマが描かれています。そこから生じる葛藤の中には、あなたにもよくわかるものがあるはずです。

本書は、パートナーとしてなんとかコミュニケーションをとろうとしている人、つまり、あなたのために書かれています。読み通していただければ、大切な人とのやりとりの中で危機が生じつつあるときに、そうと気づきやすくなるでしょう。これから、その人との関係で生じがちな欲求不満をうまく受け止めるための具体的な方略を学んでいきます。覚えやすく実行しやすい方法です。たくさん例を挙げましたので、どのようにしてそれらの方略を使いながら、より健全な関係に向けて取り組んでいけるかがわかるでしょう。

主なアプローチの一つとして、ＳＥＴ - ＵＰと呼ばれるものをご紹介します。これは、支援（Support）、共感（Empathy）、真実（Truth）、理解（Understanding）、根気強さ（Perseverance）のそれぞれの頭文字をとった用語で、大切な人と対話するときの考え方を簡潔に表したものです。前半のＳＥＴを構成する要素が、このコミュニケーション体系で主に注目する部分です。支援（Ｓ）と共感（Ｅ）と真実（Ｔ）という要素は、どんなコミュニケーションにもバランスよく含まれているべきですし、対話のたびに重視されるべきことです。理解（Ｕ）と根気強さ（Ｐ）はもう少し一般的で、いつでも保っていたい基本的な姿勢であり、全体を補完する要素とも言えるでしょう。

私はもともと、このＳＥＴのコミュニケーション体系を、臨床家たち、そして大変な人とかかわる一般の人たちのために考案しました。これは、緊張の高まりを最小限に抑えられるような心構えを維持するためのものです。SETを使ったコミュニケーションは簡単に素早く学べます。忘れにくく、容易に実行できます。SETの部分をしっかりと頭に入れてコミュニケーションすれば、あなたからの働きかけが大切な人に「届いて」いないときに、そうと認識しやすくなります。また、どのようにアプローチを調整すればよいかもわかりやすくなります。UPの部分は、その人との関係を通じての目標と言えるでしょう――理解と根気強さを維持するということです。

SET - UPは、境界性パーソナリティ障害をもつ人を治癒させる方法ではありません。むしろ、その人とコミュニケーションをとるパートナーであるあなたを助けて、その人とかかわり合えるようにするための技法です。治療計画ではありませんが、基本姿勢のようにしてセラピープログラムに取り入れることもできます。本書では、SET - UPの始め方を具体的に説明しながら、対話のための他の方略もあわせてご紹介します。また、そうした技法を建設的に取り入れられる場面の見分け方についても見ていきます。これらのアプローチを採用しながら、お互いに尊重し合える対話を続け、愛する人との関係を維持できるようになることが最終目標です。

本書の中身

第Ⅰ部では、ひとまず知っておかなければならない一般的な情報をお伝えします。第1章では、ＢＰＤについて現在わかっていることを概説し、この障害に伴うコミュニケーション上の問題を見ていきます。第2章ではＳＥＴ‐ＵＰをご紹介します。それが何なのか（また何ではないのか）と、どうすればそれを最も効果的に使いこなせるかを学びます。第3章では、ＳＥＴ‐ＵＰと合わせて使える他の技法をお伝えします。そうした技法も、ＢＰＤをもつ人との対話に役立ちます。

第Ⅱ部では、対話するうちに発生する、さまざまな困難を具体的に取り上げます。陥りがちなジレンマや、よくあるシナリオ、また、そうした葛藤への対処方法も見ていきます。最終章では、関係を続けられるかどうかを考えるべき状況について取り上げます。

本書は、ＳＥＴ‐ＵＰを土台にして、そこから内容を発展させています。ＢＰＤをもつ人と、その人を大切に思う人とが感じている苦しみを、少しでもやわらげられるよう願っています。

著者について

ＢＰＤに関心をもつようになったのは、今から四十年ほど前のことです。それは精神医学のトレーニングを受けていたころのことで、はじめはニューヨークのコーネル大学医学部にいたとき、次にワシントンＤ．Ｃ．の国立精神衛生研究所（ＮＩＭＨ）で研修医をしていたときのことです。当時、境界性パーソナリティ障害の特徴を満たすとして正式に診断され始めたような人たちが、患者さんたちの中に増えていました。そんな患者さんたちとは接したがらない同僚もいました。しかし私には、そうした患者さんたちの一人ひとりが、魅力的で、意欲的で、勇敢に思われました。傷つき、失望を重ねた生い立ちから、彼らの怒りと痛みが叫び声をあげていました。

興味が湧いたので、ＢＰＤについてのたくさんの論文と、二冊の本を書き上げました。この三十五年のあいだには、機会に恵まれ、アメリカ国内外の専門家や一般の人たちに向けての講演も行ってきました。そうしたかかわりの中で最も関心をもって話し合われたのが、ＳＥＴのコミュニケーション体系についてです。これは、はじめはセントルイスの病院内プログラムとして開発されました。ハル・ストラウスとの共著で出した最初の本、*I Hate You—Don't Leave Me*（邦訳『境界性人格障害（BPD）のすべて』）の中でもSETについての説明がなされています。また、それをさらに発展させたものを、私たちの二冊目の共著、*Sometimes I Act Crazy*（邦訳『BPD（境界性パーソナリティ障害）を生きる七つの物語』）でご紹介しました。これまでにいただいたリクエストは主に、他者とコミュニケーションする際に、どのようにしてSETを一貫した思考モデルとして使うことができるのか、その例をもっと教えてほしい、特に、悩ましいものとなりがちな境界性パーソナリティ障害をもつ人との対話に適用できる例がほしい、というものでした。本書は、そうしたリクエストに少しでも応えようとするものです。

ひとこと申し訳を

先に出版した二冊と同じように、本書でも、読みやすさのために短縮した表現を使っています。病名を使って（「その糖尿病患者は第三診察室にいます」などと）人を表すのは大嫌いですが、それでもときどき、簡潔さをとって「ボーダーラインの人（BP）」と記しています。これは、より適切に書くとどうしようもなく長くなってしまう「精神医学的診断基準に基づくと、境界性パーソナリティ障害と記述されるような症状を示す人」を表しています。

同じく、すべてを包含してくれるより適切な呼び方がないために、決して満足がいくものではないのですが、ときどき「パートナー」という用語を使って、読者であるあなたのことを言い表しています。つまり、ＢＰＤをもつ人にとっての、身近な人、家族の一員、愛する大切な人で、ＢＰＤをもつその人と一貫して対話をしていく人のことです。

また、「彼／彼女」という表現を使うのではなく、男性・女性代名詞を代わるがわる使うなどして、できるだけ自然な印象になるようにしています。

最後に、一番大切なこととして念押しさせてください。本書において「境界性パーソナリティ障害をもつ人」、「ボーダーラインの人」と言及するとき、その「人」というのは、実際に生き、感じている、ひとりの生身の人間だということです。

深い敬意をこめて、あなたと、あなたの愛する大切な人に本書を捧げます。

もくじ

第Ⅰ部

境界性パーソナリティ障害に対処するためのツール

第1章 境界性パーソナリティ障害とは

境界性パーソナリティ障害（ＢＰＤ）は、診断された人だけでなく、その人と対話をする周りの人たちをも深く悩ませることになる病です。本書を手に取ったのでしたら、この診断名にはすでにおなじみでしょう。何かで読んだことがあるでしょうし、テレビや本、映画、音楽の中で、たいていネガティブに描かれているのを見聞きしていることでしょう。そして、あなたが大切に思っている誰かが、その診断基準を満たしている。しかし、ＢＰＤは診断して終わるだけの病名ではありません。この用語が表しているのは、その人は心にとてつもない痛みを抱えていて、それがびんびんと放射され、身近な人たちの骨の髄にまで伝わるほどの体験をしている、ということです。たとえば、次のジェイミーのように。

ジェイミーの人生は断片の寄せ集め。まるでコラージュ。昼間の彼女は思いやりのある親しみやすい看護師。夜になると、自分には友人なんていないような気がして、自分を責めてばかり。外向けには、満ち足りているふりができる。でも、だいたいにおいて、心の中は悲しい。どうしようもなく湧いてくる怒りで、周りの人たちを遠ざけてしまう。それでいて、守ってもらいたくて、でも見捨てられたように感じている。

ジェイミーは、周りの人たちが隔たりを埋めてくれるのを、ざらざらした心の隙間を埋めて丸くしてくれるのを、切に願っていました。——私が自信を失っても、周りの人たちは信じてくれる。私が感情的になっても、周りは穏やかでいてくれる。自分の気持ちがわからなくても、周りが私を理解してくれる——。でも、そんな人は、周りには誰一人としていないようでした。

本書を通じて、この障害をよりよく理解できるようにお手伝いします。また、ＢＰＤをもつ誰かとのしっかりとした関係を維持しやすくなるような、コミュニケーション技法をご紹介します。その人との関係が健全なら、そばに居続けて、その人を大切にしながらも、あなた自身を見失わないでいられるようになります。

この章で、ＢＰＤの診断の決め手となる要因と、大切な人のＢＰＤの症状をあなたがどのように体験することになりそうかについて説明します。あなたの大切な人にも当てはまる事柄に気がついて、それがＢＰＤの特徴であるとわかるはずです。そうした行動にいらだち、混乱し、怒りを感じることもあるでしょう。しかし、ＢＰＤのさまざまな現れ方を認識して理解すると、一歩目を踏み出すことができます。そこから、対話のための建設的な方法を準備することができるのです。

ＢＰＤの姿

境界性パーソナリティ障害についての理解は、時代とともに移り変わってきました。どう定義するか、どのように治療するか、また、その苦しみからどうやって生き延びるかという点も大きく変わりました。何世紀か前の時点から見ていきましょう。かつて医師たちは、患者たちの中に、感情が激しく揺れ動く人たちがいることに気がつきました。強い愛情を示してみせた同じ相手に向かって、驚くほど辛辣な言葉を浴びせます。衝動的で自己破壊的です。なかには、そうした人たちは悪魔に取り憑かれていて、医療的な介入よりもむしろ厄払いが必要だと考える人もいました。二十世紀に入ると、この「憎むべき患者」は、医師にすべてを要求するけれども、何一つ受け入れない人たちと見なされるようになりました。

八十年前から、そうした患者たちは「ボーダーライン（境界性）」と呼ばれるようになりました。これは、彼らの機能レベルが、当時の考え方に基づく**精神病**（現実から完全にかけ離れている）と、**神経症**（不安と状況的なうつ病の症候群）の境目（ボーダー）にあるということを意味しました。その後、統合失調症の領域に診断が移されたこともありました。今日では、BPDはパーソナリティの一様式で、目印となる特定の症状に基づいて他の疾患からは区別できるもの、と考えられています。

こうした患者たちは、治療できないだけでなく耐えがたい、と長年考えられてきました。どのような治療法にも反応せず、決してよくならない、と医師たちは感じていました。ところが最近の研究では、かつてよりもずっと望ましい経過が示されるようになっています。たとえば、ＢＰＤの予後を調べたMcLean Study of Adult Developmentと、ＢＰＤの診断法の信頼性を調べたCollaborative Longitudinal Personality Disorders Study（アメリカの国立精神衛生研究所が出資し、ハーバード大学で行われた）は、二〇〇〇年からＢＰＤをもつ患者たちを評価し続けてきました。これらの研究報告を見れば、時間がたつうちに、ほとんどの患者がよくなっていることがわかります。なかには、正式な治療を何も受けずによくなった人たちもいました。さまざまな治療モデルが、とりわけＢＰＤを治療するために開発されています。弁証法的行動療法（ＤＢＴ）、メンタライゼーションを基盤にする治療法、転移に注目する心理療法などです。また、ボーダーラインのさまざまな症状を個々に扱う治療手順を採用しているものもあります。

ＢＰＤの定義

二〇一三年に出版されたＤＳＭ－５（*Diagnostic and Statistical Manual of Mental Disorders, Fifth Edition*）（邦訳『ＤＳＭ－５精神疾患の診断・統計マニュアル』）には、現在一般に受

け入れられている境界性パーソナリティ障害の定義が記されています。それは一九八〇年にDSMの第三版が出版されたときの定義とほとんど変わらず、記述的な症状に依拠するものとなっています。診断には**カテゴリカル（分類的）**と呼ばれる方法が採用されていて、決め手となる基準が九項目挙げられ、そのうちの五つ以上に該当するとBPDと診断されるようになっています。その九項目を見ておきましょう。

1. 現実に、または想像の中で見捨てられることを避けようとして、なりふりかまわぬ努力をする。
2. 対人関係が不安定で、理想化とこき下ろしの両極端を揺れ動く。
3. 同一性（アイデンティティ）および自己像が明確でなく、持続しない。
4. 薬物乱用、浪費、性行為、過食、無謀な運転など、自己を傷つける恐れのある行動を衝動的にとる。
5. 自殺の行動、そぶり、脅し、または自傷行為を繰り返す。
6. ストレスを感じる状況に置かれると感情が不安定になり、極端な反応を見せる。
7. 空虚な感じがずっと続く。

8．頻繁で不適切な怒りの爆発を抑えられない。
9．一過性だけれども、ストレスと関連して、解離症状や妄想様観念が生じる。

【このモデルでは、決め手となる特徴が構造化されて列挙されていますが、これに代わるものもＤＳＭ‐５の付録に掲載されています。それは**ディメンジョナル（寸法的）**と呼ばれるモデルを支持するもので、行動はその重症度によって評価されます。ある意味、「ボーダーラインらしさ」の度合と、症状がどの程度日常生活の妨げになっているかを測るものと言えます。カテゴリカルとディメンジョナルのどちらのモデルも、障害の象徴とも言える基本的なメカニズム――気分と感情の不安定さ、衝動性と、危険でコントロールされていない行動、対人関係の不安定さ、予測できない怒りの爆発、アイデンティティの混乱――を重視しています】

分　裂

ＢＰＤには特徴的な**防衛メカニズム**がたくさんあります。これは基本的な感情反応とも言えるものです。なかでも最も目にとまりやすいのが、**分裂（スプリッティング）**という防衛メカニズムで、これは、矛盾する知覚を二つに分け隔てずにはいられない、というものです。ある人またはある状況について、ポジティブな体験とネガティブな体験の両方を同時にもつことができない状態です。そのため、ボーダーラインの人は、人生につきものの対立やあいまいさを避けようとします。ところが、パートナーにあたる人にとっては、分裂は、この障害の最も厄介な特徴と言えるかもしれません。

分裂の防衛メカニズムが作用していると、大切な人に欠点があることも、敵対者によい点があることも理解できません。ボーダーラインの人は、この白黒思考によって、他の人々や立場を理想化するか、もしくはこき下ろすようになります。まるで二人の別人――「よいあなた」と「悪いあなた」――が見えているかのようです。よいあなたは偶像化されます。そんなあなたには欠点などあるはずがないので、どんなネガティブな特徴も無視されるか、あなた以外の誰か、または悪いあなたに投影されます。一方、悪いあなたには褒められる性質などまったくなく、無条件に嫌われます。ただ、そうした純粋な知覚は持続せず、劇的に変わることがあります。他にも、原始的とも言えるメカニズムが現れて、そこから迷信、強迫行為、恐怖症、その他の魔術的思考が生じる場合があります。ＢＰＤの多くの特徴に分裂がさまざまな形で影響を及ぼしている様子を、あとの章でも見ていくことにします。

ＢＰＤに伴う激情と切ない人間関係

　ＢＰＤと呼ばれている症状の集合体は、それを体験している人に深く影響を及ぼしますし、その人のことを大切に思うあなたにとっても、悩ましく、不可解なものかもしれません。ボーダーラインの人は、さまざまな反応の宝庫とも言えます。何らかの態度や行動がその状況に合わなければ、別なものを呼び出してあっさりと入れ替えます。気遣ってもらうことを切望したかと思えば、それが束縛のように感じられたとたん、激しく怒って反発するかもしれません。自分自身を信頼できず、簡単な決断ができません。政治的な集団にうまくなじむかもしれませんが、独りになると、自分が本当は何を信じているのかわからなくなるかもしれません。自傷行動をコントロールできないと感じつつも、傷から流れる血を眺めながら、そうしているときの穏やかな気持ちと痛みのなさに戸惑うかもしれません。極端な感情がそこかしこであふれ出ます。かんしゃくを起こし、涙を流し、気持ちをすりつぶして、感情の血友病患者のようにして感受性を放出するのです。

ボーダーラインの症状には、自己イメージの乏しさ、不安定なアイデンティティ、感情面の不安定さ、衝動性が含まれます。これにより、そうした点を補ってくれる人にボーダーラインの人は執着しやすくなります。たいてい、自信があって、強く見える人に魅かれます。自信と力強さが非常に魅力的に見えるのは、たくましいパートナーに面倒を見てほしいと思っていて、その人に守ってもらい、よりよい人生に導いてもらいたいと願うためです。

そのようなわけで、ボーダーラインの人の失意の恋愛歴には、自己愛性パーソナリティ障害（NPD）を示す人との関係が含まれているかもしれません。NPDをもつ人の自信というのは、根底にある自信のなさを隠すための覆いです。ナルシスト（自己愛性の人）は、不屈の自信と権威に満ちているかのようなオーラを醸します。有能さと成功者のイメージを維持することに夢中で、絶えず賞賛されることを求めます。達成した何かを大げさに伝えることがあり、完璧な仕事や、完璧な連れ合いに強く憧れるかもしれません。しかし、病的なNPDをもつ人には共感力がなく、他の人の気持ちを真に理解することができません。必然的に、ボーダーラインの人と病的なナルシストとの関係は破綻します。それとは違って、たとえばあなたのように、自信のある健康なパートナーであれば、共感的にコミュニケーションする力を身につけ、関係を築いていけるでしょう。

周りへの影響

周りにいる人たちも、ボーダーラインの人の行動には混乱しやすいでしょう。ボーダーラインの人は人間関係を欲するけれども、関係がある人に対しては常に挑みかかります。あまりにも些細なことから突然怒りが爆発することもあり、周りとしても、なかなか心の距離を縮めることができません。ボーダーラインの人の心の中には、一方に見捨てられる恐怖があり、他方には呑み込まれる恐怖と親密さへの疑いがあって、それらが闘っています。心の空虚さが親密さへの妨げになりますが、その空虚さを他の人に満たしてもらおうとするニーズは強烈なものかもしれません。

そうしたボーダーラインの人にあなたが欠点を見せると、その人の心の中で、あなたは突然悪人に変身します。ボーダーラインの人にとって灰色の領域はなく、妥協というものがありません——何事も、完璧か絶望的かのどちらかなのです。ですから、論争しても意味がありません。理解しない相手に同じ論理を繰り返すことになるからです。それは底知れない暗闇に向かって叫ぶようなもので、そこではぐるぐるとしたあいまいな返事がこだまして聞こえてくるか、ずれた反応が返ってくるか、そもそも何の反応もないかもしれません。あなたは操作されているように感じ、自分自身の知覚さえ疑わしくなってくるかもしれません。

ＢＰＤという症候群の決め手となる特徴の多くは、つらく、しかも主にボーダーラインの人の**内面での**体験です。見捨てられる恐怖、人間関係の不安定さ、空虚な気持ち、アイデンティティのおぼつかなさなどが心にあっても、それらは周りの人には見えないかもしれません。短時間の解離症状や妄想様観念を体験している場合もあって、怖いと感じても、それを周りの人に打ち明けることもできないかもしれません。反応的な気分変動も、白黒に反応しやすいことも、拒絶に対する敏感さも、ボーダーラインの人はすべて隠している場合があります。一方、相手の人はたいてい、外向けに表現された、**外面化された**行動だけを体験しています。怒りの反応、猜疑心、衝動的で向こう見ずな自傷行動、自殺のそぶりなどがそこには含まれます。以下に続く章では、あなたの大切な人がそのときどきに投げかけてくる困難に素早く反応する方法をご紹介します。しかし、ぜひ知っておいてください。ＵＰ（理解と根気強さ）を使い続けていれば、いずれは困難を切り抜けて、その人との関係を生き生きとしたものにすることができるでしょう。

診断と向き合う

以前よりも頻繁にＢＰＤについて耳にするようになった現在、多くの人が、診断のあるなしにこだわったり、それについて論じたりするようになっています。ＢＰＤと診断された人たちの中には、それによって自分の行動を説明する人もいます。「ただ単にＢＰＤが現れただけ」、「ＢＰＤのせいであんなことをしたんだ」のように。一方で、専門家やそれ以外の誰かによる診断を否定する人もいます。ちなみに、「元の相手がボーダーラインでした」という台詞もよく耳にします。

パートナーの中にも、議論に巻き込まれて身動きが取れなくなる人たちがいます。しかし、理解しておいていただきたいのですが、精神医学に限らず、他の多くの医学分野においても、診断はもっぱら、外から見てわかる症状によってなされるのです。そうした障害を微視的レベルで理解して区別することはまだできません。その意味で精神医学の診断は、ほとんどの医学的診断が前世紀にそうであった位置にあると言えるでしょう。かつて医師は、発熱、苦しげな呼吸音、咳などを手がかりに肺炎を診断しましたが、その原因がバクテリアか、ウイルスか、真菌か、がんによるものかを区別できなかったのです。もちろん研究が進み、精神病理も、遺伝的、生物学的、生理学的に理解されるようになってきました。それでも、精神医学の診断は今のところまだ、主に観察と症状の訴えに基づいているのです。

二人のうちのどちらがボーダーラインなのかについて、大切な人と議論しても何の意味もありません。ある医学的診断をめぐって意見を一致させようとするよりも、どの状況が二人の関係にとって不健全なのかについて合意し、問題となりやすい具体的な行動を見極めることのほうが重要でしょう。大切な人との関係を改善するほうが、診断名をつけることよりもはるかに重要なのです。

ＢＰＤとその他の診断

ＢＰＤはたいてい、他の疾患とさまざまに**関連しています**。ＢＰＤと同時に最もよく見られるのが、うつ病と不安です。恐怖症、強迫性障害、社交不安症を抱えていることもあるでしょう。衝動性と強いいらだちが見られるなら、注意欠如障害があることを示しているのかもしれません。

ＢＰＤは、他の診断より軽く見られたり、**混同されたりする**こともあります。最初に助けを求めたときに、人間関係がうまくいかなくて悲しい、あるいは、落ち込んだあとに依存症になった、などと説明していると、誤解を招くかもしれません。ＢＰＤの診断が見落とされて、うつ病の症状や物質使用だけが注目されるかもしれません。気分が大きく変動すると言えば、双極性障害と考えられてしまうかもしれませんが、統計的には、これはＢＰＤほど多く見られるものではありません（ＢＰＤによる気分の変化はより劇的で、多くの場合、状況的な刺激への反応です。また、ＢＰＤの感情の揺れがたいてい数時間ほど続くのに対して、双極性障害では数日から数週間続きます）。操作しようとする振る舞いや、過剰な怒りからは、反社会性パーソナリティ障害や自己愛性パーソナリティ障害が疑われるかもしれません。一過性の妄想的な感情があるなら、統合失調症のようにも見えるでしょう。

ＢＰＤが**カモフラージュとなって**他の症状が見えなくなることもあります。ＢＰＤの極端な行動の変化によって、根底にある物質乱用や摂食障害が覆い隠されて、認識されないかもしれません。他の依存性の疾患でも、たとえばギャンブル依存やポルノに対する強迫的な欲求などは、ボーダーライン症状の大洪水の中で見えにくくなるかもしれません。

ＢＰＤの診断の周辺に、他の深刻な症状が垣間見える場合があります。そうした問題があることを、あなたも、あなたの大切な人も、しっかりと受け止めなければなりません。助けを求めることが重要です。また、そうした困難を、ボーダーラインの人が心を開いて臨床家に伝えることがとりわけ重要です。お互いの同意があるなら、あなたもときどき付き添って、医師やセラピストを一緒に訪ねるとよいでしょう。

ＢＰＤの起源

ＢＰＤの原因が「生まれか育ちか」についての議論は、より洗練されてきています。というのも、現在では専門家たちの意見が一致して、生まれも育ちも関係する、と考えられるようになったからです。ＤＳＭ‐５には、ＢＰＤはしばしば親族間で共通して診断されると記されています。しかし、遺伝的素因があるからといって、家族の他のメンバーがＢＰＤを発症するとはかぎりません。よく（いつもではありませんが）、幼少期の発育中に負ったトラウマで、とりわけ身体的、心理的、性的な虐待とＢＰＤとが関連づけられることがあります。ＢＰＤについては多くの研究が進められていて、環境と生物学的要因と遺伝とのあいだの相互作用が調査されています。

さきほどのジェイミーをもう少し詳しく見てみましょう。そうした要因間の相互作用がジェイミーの人生にどのように現れているかがわかるかもしれません。

精神科病棟で看護師の仕事をする二十九歳のジェイミーは、よく気がつく、思いやりのある人物、と患者たちからは思われていました。他のスタッフたちはジェイミーのことを、安定していて支援的だけれども、たまに支援の度がすぎる、と感じていました。誰かを抱きしめるとき、少しだけきつすぎ、わずかに長すぎるようでした。ジェイミーが周りの人にそうした愛情を示すのは、自分自身を慰められないことの代償とも言えました。また、他の人の苦しみに共感するのは、感情的な痛みと一体化して、それをひしひしと感じていることの表れでした。

思春期のころから、ジェイミーは男性たちといるのが好きでした。男性のように、スポーツと「まじめな」話を好みました。ジェイミーにとって、女子たちは噂好きで、常にお互いに出し抜こうとしていて、話していても面白くありませんでした。長続きはしませんでしたが、いつもボーイフレンドが必要でした。一つの関係が終わりそうになると、次を探し始め、ときには元の人とよりを戻すこともありました。

ボーイフレンドの中には、怒りっぽくて要求の多い人がいました。そうした相手とは、関係がいずれ終わるとわかっていて、適当なタイミングを待つことができました。でも、なかには気遣いと理解のある男性もいて、彼らは懸命にジェイミーを喜ばせようとしてくれました。そうした関係は、ジェイミーにとっては恐ろしいものでした。本能的に、最後には彼らを払いのけることになると感じて、いつも不安な気持ちでその時を待ち構えていました。男性がジェイミーの要求を一つ満たせば、すぐにハードルを高くしました。破綻の予想が強すぎるために、そうした男性たちを遠くへ押しやらなければならなかったのです。「さっさと終えてしまわなければ」という切迫した感じがありました。

近所のアパートメントに住む、何でも屋のロッドと落ち着いていた時期がしばらくありました。大酒飲みで、頼りにならず、誠実とは言えない人物でした。でも、ときどき平凡なセックスをするぶんには許容できて、彼からはそれほど要求されることもありませんんでした。

勤務している病院でクリスマスパーティーがあったときのことです。病院の役員で、二十歳年上のジャックがジェイミーを気に入って、しきりに話しかけてきました。ジェイミーを惹きつけてからかう一方で、二回目の離婚でひどい目にあっていると愚痴をこぼしました。二人はデートするようになりました。ジャックは高級レストランからコンサート、スポーツイベントへと、ジェイミーを連れ出してくれました。ジェイミーには、ジャックが頼もしく、よく面倒を見てくれる人に思われました。一方、ジャックにとって、ジェイミーは魅力的なお飾りで、自分を賞賛してくれて、世間をよく知る自分が指導できる相手でした。ナルシストとボーダーライン――「条件がそろった完璧な」組み合わせでした。

やがて、ジャックの提案が要求のように、指図が支配のように感じられるようになりました。ジャックにしてみると、はじめは従順で聞き分けのよかったジェイミーが、反抗的で突然怒り出す人物に変わったかのようでした。ジェイミーにとっては、自分を支配しようとする人とも、いつまでも表面的にしかつきあわない人とも、満たされた健全な関係を育めるはずがありません。そうして、この「完璧な」関係にもやがて終わりがきました。

ジェイミーと長くつきあっていけるパートナーは、ジェイミーの葛藤を理解できて、ジェイミーが壁をつくっても根気強く、気遣いながらコミュニケーションをとり続けられる人なのでしょう。

あなたも、ジェイミーに似た誰かをご存じでしょう。あなたの配偶者かもしれません。あるいはパートナー、お子さん、親御さん、仲のよい友人かもしれません。

ジェイミーがたどった道筋を見てみると、ＢＰＤを抱える大切な人とつながりをもとうとするときの特徴や困難がたくさん描かれています。ボーダーラインの人がよく見せるような行動に、あなたも気がついていることでしょう。あなたが大切に思っている人も、あなたや他の人たちへの反応の中で、混乱しながら紆余曲折する姿を見せることがあるのではないでしょうか。

その人は、追い払うようでいて、留まってほしがります。あなたが留まるのでしたら、対話の方法を調整する必要があるかもしれません。嵐に耐え抜いて、十分長くそこに居続けられれば、あなたはその人とずっと人生を共にしたいと感じていられるでしょう。ただ、関係を続けるうえで、境界性パーソナリティ障害について知っておかなければならない事柄がいくつかあります。その人のためにも、あなた自身のためにもです。

真実をいくつか

ＢＰＤに苦しむ誰かを愛し、大切にし続けているというだけで、その人を気遣い、そばに居続けようとするあなたの強い決意がはっきりとわかります。何度となく困難に遭遇していることでしょう。それでも、あなたはこうして本書を手にして、その人との関係がよりよいものになることを願っています。特別な人とのコミュニケーションスキルを磨こうとしているあなたの愛情と支援は賞賛に値します。その熱意を後押しできるようなスキルを本書でご紹介できればと思います。

関係を続けていくうえでは、ＢＰＤについての事実をいくらか知っておくとよいでしょう。そうすれば、いつまでたってもなくならない障壁に耐えることも、愛情に満ちた絆を維持する喜びによって報われ、バランスを取りやすくなるでしょう。

- 混乱を引き起こし、破壊的で、腹立たしいかもしれませんが、そんなボーダーラインの人たちの中には、創造性豊かで、知的で、繊細で、成功している人たちが大勢います。

- いくらか症状の再発があるかもしれませんが、ボーダーラインの人のほとんどが治療によってよくなります。実際、DSM－5にあるBPDについてのまとめには、多くの人が時間とともにBPDの正式な診断を満たさなくなるところまで日常生活の機能が改善すると記されています。
- 助けを拒否したり、治療を早く打ち切ったりするボーダーラインの人もたくさんいます。しかし、DSM－5に（また治療成績についての他の調査にも）引用されている長期研究を見ると、そうした人たちもよくなっていることがわかります。少しよけいに時間がかかるだけ、と言えるでしょう。特に、激しい気分変動、自殺のそぶり、怒りの爆発、極端な衝動性は、通常、時間がたつにつれ収まっていきます。
- あなた自身の健康を適切に維持していくことが、かかわる人すべてにとってのベストです。

BPDを抱える誰かと居続けられるようにすることは、全身全霊で取り組むほどの困難な挑戦かもしれません。その困難が少しでも乗り越えやすくなるように、本書の残りの部分でできるかぎりのお手伝いをしたいと思います。効果的なコミュニケーションスキルを学べば、大切な人のそばにいやすくなります。続く二つの章で、そのようなスキルについてご説明します。そのスキルを使えば、ＢＰＤのさまざまな側面によりうまく対処できるようになるでしょう。

第2章 SET-UPでコミュニケーションしよう

境界性パーソナリティ障害をもつ人との対話は、さまざまな理由で波瀾万丈となります。ボーダーラインの人自身、日頃から孤独で、心が落ち着かず、誤解されているようで、なすすべもなく、自分をコントロールできないと感じています。そのため、周りの人が予測できないタイミングで怒りを爆発させたり、自己破壊的になったり、衝動的に振る舞ったり、ひどく矛盾した気分になったりします。BPDをもつそうした誰かの心に触れることは、段ボールの縁をこするようなものかもしれません。波打つ構造も強く押しすぎれば、ぎざぎざの刃に変わって、出血しかねません。

ボーダーラインの人には、世界は白か黒かに見えています。雰囲気は、すばらしいから最悪まで、大きく振れて見えます。それと同じ見方で、周りの人も評価します。どれも、人と人とのつながりを難しくします。そんなボーダーラインの人を気遣うのは大変なことでしょう！絶えず試され、本当にそばに居続ける気があるのかを常に問われます。何を言うとよくて、何を言ってはだめかもわかりにくく、たいてい、何を言っても満足してもらえません。しっかりトレーニングされた専門家でさえ、ＢＰＤの治療は挫折が多く、困難であることを認めています。

この章では、ＳＥＴ‐ＵＰというコミュニケーションの手法をご紹介します。これは、境界性パーソナリティ障害をもつ人との実用的な対話の仕方について、その要点を伝えるために設計されました。対話をしているその瞬間に対立を予想し、上手に反応していく方法です。ＳＥＴ‐ＵＰを使えば、ボーダーラインの人の反応を観察しつつ、どの領域を強調しながら対話を続ければよいかがわかるようになるでしょう。

SET‐UPとは？

ＳＥＴ‐ＵＰは一九八〇年代初期に、境界性パーソナリティ障害をもつ患者さんたちのための病院内プログラムを基にして開発されたものです。コミュニケーションの体系として、はじめに病院スタッフが、次に患者さんの身近にいる人たちがこれを学びました。ＳＥＴ‐ＵＰは、とりわけボーダーラインの人たちと取り組むために開発されたものですが、ストレスの大きい状況における、他の人たちとの対話にも使えます。思春期の若者などにはぴったりかもしれません。すっきりと構造化された枠組みで、教えるのも簡単で、ボーダーラインの人とのコミュニケーションの基盤となるものです。

ＳＥＴは、支援（Support）、共感（Empathy）、真実（Truth）の頭文字をとってつくられた用語であり、ボーダーラインの人と対話するための実用的なアプローチです。ＵＰ、つまり理解（Understanding）と根気強さ（Perseverance）は、ボーダーラインの人とそのパートナーが、二人の関係において達成しようとする目標と言えます。ＳＥＴの部分は率直な対話のための技法で、ボーダーラインの人との対話ではいつでも活用できます。UPの部分は、SETを用いて進めている対話を補うものです。これは、大切な人を丸ごと受け入れ続けることを重視したもので、二人の関係において保とうとする姿勢を表しています。

SETは、形式化された治療法ではありません。長期的な行動変容のために設計された標準的な治療プログラムと違って、SETは、日々の急性の場面において対立が激化するのを防ぐために開発されました。それでも、ボーダーラインの人の身近にいる人たちがSETを使う際の目標は、専門家が行う正式なプログラムの目標と一致します。SETは、

- 認知行動療法のように、生産的ではない行動にボーダーラインの人が自ら気づける状況をつくりだして、行動を変えやすくします。
- 弁証法的行動療法のように、気分を改善することと、破壊的な衝動をコントロールすることに焦点を合わせます。
- メンタライゼーションに基づく治療法のように、共感を重視して、信頼や対人関係の問題に正面から向き合います。
- スキーマに焦点を当てた治療法のように、拒絶に対する過敏さと、見捨てられ不安に対処

します。

- 心的外傷後ストレス障害や恐怖症のための曝露療法のように、恐ろしい状況に正面から向き合います。
- ここに挙げたものやその他の正式なプログラムのように、マインドフルネスやメンタライゼーションの技法と、つらい現実のジレンマに向き合う勇気とをうまく結びつけられるよう後押しします。

支援、共感、真実――SETの心構え

SETは、三つの部分から成る、対話のための体系です（図2‐1参照）。

Sが表す「支援（Support）」の部分では、「私」を主体とする発言を使って、気にかけていることと、その人のそばに居続ける決意とを伝えます。あなたが個人として心配していて、力になりたいと思っていることを強調します。「支援」発言の例を挙げると、「あなたがどんな気持ちでいるのか、私はとても気になっているわ」、「君に何が起きているのか、僕は心配でたま

らないんだ」、「力になりたいと思っているの」となるでしょう。

Eが表す「共感（Empathy）」の部分では、共感と、「あなた」（ボーダーラインの人のこと）をしっかりと認識していることを伝えます。その人の内面の苦悩と葛藤を受け止めるのです。「共感」の部分では、パートナーであるあなたではなく、ボーダーラインの人の体験を強調します。「共感」の言葉はたとえば、「そんな状況だと、（あなたは）本当に大変よね」、「そこまで追い込まれるなんて、（あなたは）必死なんだろうね」、「（あなたは）誰にも想像できないくらい、つらいんじゃない？」などとなるでしょう。

Tが表す「真実（Truth）」では、現実的に状況を見極め、問題となっている事柄を扱っていくうえではボーダーラインの人が主役でなければならない点に着目します。他の人も荷担しているかもしれませんが、予測可能な結果に関与していることをボーダーラインの人自身が認識しなければならないことを強調します。「支援（S）」と「共感（E）」の発言は、主観的な言明です。つまり、かかわっている人の気持ちを表すものです。それに対して「真実（T）」発言では、現実的な選択肢を取り上げ、何をすれば今現在の問題に対処していけるかに注目します。「真実（T）」を上手に表現するには、受容的でありながらも中立的な、事実を淡々と伝えるような言い方が一番でしょう。たとえば、「何が起こったか、私たちはお互いにわかって

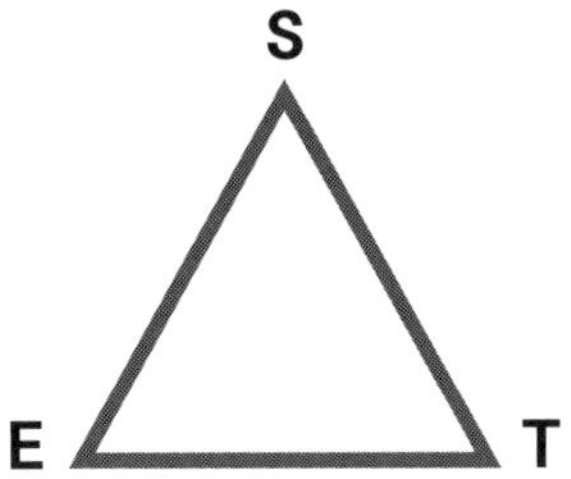

S（Support）＝「私」を主体とする発言で、支援したいという気持ちを伝える
E（Empathy）＝ 共感
T（Truth）　＝ 真実

図2-1

いる……結果に一緒に対処しないといけないね……私が手伝えることは……あなたには何ができそう?」のように言えるでしょう。ＳＥＴの三角形の三つの頂点の中では、Ｔ（真実）がボーダーラインの人にとって最も難しいかもしれません。というのも、これはその状況から逃れようとしているボーダーラインの人の試みに正面から立ちはだかり、現実的な問題解決を求めるものだからです。ここでは、非難したり絶望に浸ったりするのではなく、個人の責任が強調されます。

　ＳＥＴの枠組みに追加されたＵＰの部分は、あなたとあなたの大切な人にとってのリマインダーです。健康的な対話をするには、理解と根気強さが終始必要だということを思い出させてくれます。ボーダーラインの病理を関係者全員が「理解（U）」していなければうまくいくはずがありません。ただ、理解したからといって、行動の責任が免除されるわけではありません。「根気強さ（P）」は、失望やいらだちを乗り越えて、お互いにそばに居続けようとする決意を思い出させてくれます。ときには、対話が難しいなら、ただそのままそこにいることが最善であったりもします。

SETを使ってみよう

理想的には、対話のたびに、SETの三つの要素がほぼ同じ割合で含まれているとよいでしょう。対立したり、ボーダーラインの人が破壊的に振る舞ったり、または他の状況で対話ができなくなったりしたあとには、SETが役に立つかもしれません。

「起こっていることがとても心配だし、（私は）なんとか力になりたいと思ってる」（支援）

「そんなことをしたというのは、（あなたは）かなり動揺していたのでしょうね」（共感）

「この状況で今から何をすればよいかを一緒に考えないといけないね」（真実）

ただし、ＳＥＴの三つの要素のうち、一つが表現されないと、あるいは表現されたとしてもボーダーラインの人がそれを吸収しそびれていると、当然とも言える反応に出合うはずです。ある種の防衛的な返答が聞こえたら、「届いて」いないＳＥＴの要素に注意を向けなければなりません。その側面に特別に注意を集中して、不完全になってしまったコミュニケーションの部分を強調して伝え直します。

たとえば、「支援（Ｓ）」の部分がうまく伝わっていなければ、ボーダーラインの人はあなたを責め、気遣ってくれない、助けようとしてくれない、などと反応するでしょう（図２‐２参照）。どんな反応であれ、「私のことを気にかけてくれていない」のパターンに当てはまるなら、「支援」の部分を改めて強調しなければならないという合図です。うっかりすると、そこから対立へと巻き込まれかねません。

「どうせ、私を助けたいなんて、これっぽっちも思ってないのよ」

「思ってるよ」

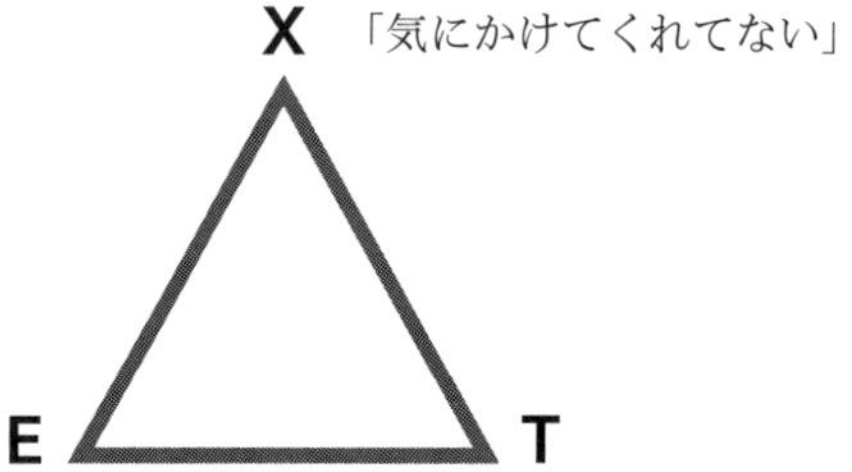

図2-2

「思ってない」
「思ってるってば」
これが延々と続く……。

あなたも非生産的な対話に引きずり込まれたことに気づかないまま、いつのまにかすっかりそれに没頭しているかもしれません。そんなときは、自分の中にあるいらだちを認めたうえで、方向転換をすることが大切です。ボーダーラインの人が「支援」を受け入れられずにいることに気がついたら、それはその部分を強調しなければならないということです。「それだけのことを体験してきたんだったら、誰かが本当に気遣ってくれるなんて、なかなか信じられないよね。それでも、僕は君を助けたいと心から思っているんだよ」などと言えるでしょう。

三角形の「共感（E）」の部分が表現されなかったり受け

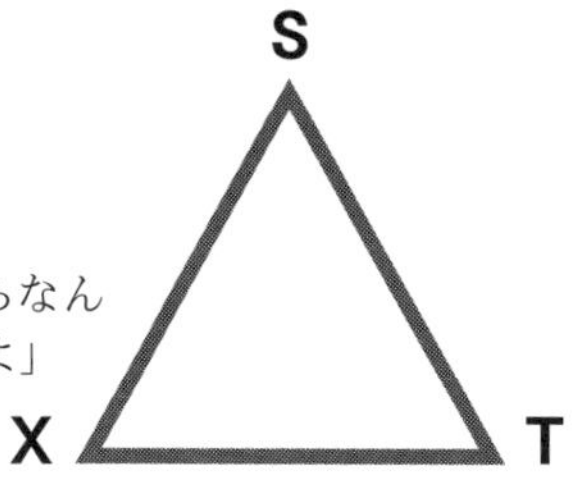

図2-3

入れられなかったりすれば、そこでもやはり当然とも言える反応が返ってきます。「理解してもらえない」と、ボーダーラインの人は怒りながら非難するのです。「君には俺の気持ちなんてわからないんだよ」（図2-3参照）。ここも、堂々めぐりに陥って、わかっていると主張し続けたり、操作されて必要以上に責任を引き受けたりするのは避けたいところです。そこで、ボーダーラインの人が体験している苦悩はその人に固有のもので、誰も本当の意味では理解できないのだと、あなたがちゃんと気づいていることを強調するとよいでしょう。「私には想像もできないほどの痛みに耐えているのでしょうね」、「これだけのことが起こっていて、きっとひどい気分だろうね」、「これがどんな状況かなんて、誰にも理解できないと感じているのかもしれないね」のようにです。

「真実（T）」の部分も大切で、ここがしっかり伝わらないと、さらに複雑なジレンマに陥ります。あなた自身もボー

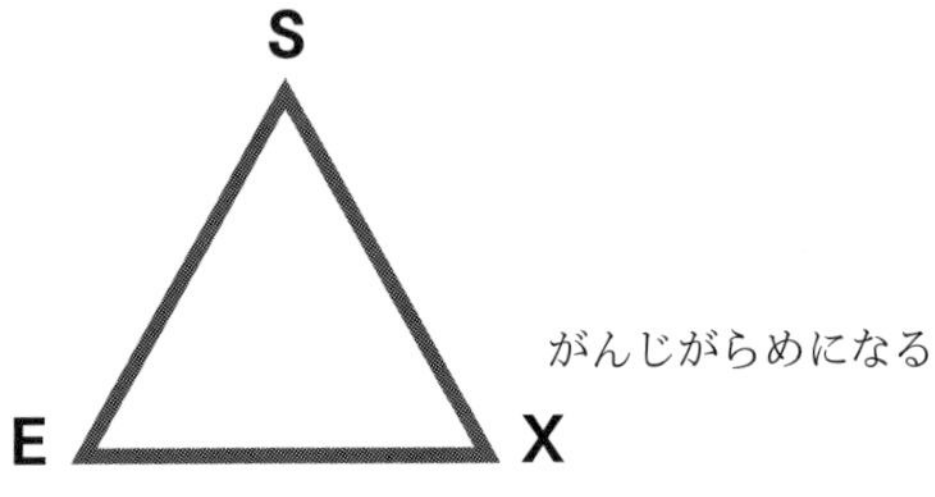

図2-4

ダーラインの人も、もしかしたら現実の問題に直面するのを一緒になって避けているかもしれません。しかし、現実世界の苦境に立ち向かわないでいると、ボーダーラインの人の否認を強めることになってしまいます。ストレスが大きい対話にその人自身にも責任があることや、そもそも何らかの問題があることさえ、ますます認めなくなってしまうでしょう。

一時的には、「真実を回避」するような対話によって、対立をかわせるかもしれません。状況はいったん静まり、ボーダーラインの人の根底にある防衛的な怒りもしばらくはやわらぐでしょう。しかし、そうやって現実を避けても長続きはしません。

ボーダーラインの人に難問を突きつけるようなことはしたくないかもしれません。けれども、これは実際には否認という網の目の中で、非現実的な期待を助長するようなものなのです（図2-4参照）。やがて、束の間の平穏を破って、ボーダーラインの人にしか対処できない現実世界の問題が舞い込んできます。魔法のように問題が解決するという期待は満たされず、欲求不満が高まり、最終的には、ボーダーラインの人の失望と怒りが爆発します。「真実」を避けている期間が長びけば長引くほど、いずれやってくる災禍は大きくなります。どこかで現実を評価しなければなりません。「問題をよく見て、どうするかを一緒に決めないといけない」などと言えるでしょう。

SETでないのは

「支援」というのは、ボーダーラインの人とあなた自身を同一視することではありません。「そうそう、私にも同じことが起こったよ」と伝えても、それは役立つ「支援」の発言ではありません。的はずれとして却下されるでしょう。「私」を主体とする発言では、あなたが心配していることと、助ける意志があることをはっきりと伝えます。

「共感」は、同情とは異なります。「なんて気の毒なの」は、相手を見下すような発言であり、ボーダーラインの人の痛みを受け入れる表現にはなっていません。また、「あなたの気持ちがよくわかる」と言っても、（当然とも言えますが）たいていは怒りで反応されて、その人がどんな体験をしているかを実感できる人などどこにもいないという現実を突き返されるだけでしょう。「共感」発言は、相手を主体にした言明で、あなた自身ではなく、ボーダーラインの人の体験を受け止めるものです。

「真実」は、強硬に突きつけるものではありません。「支援」も「共感」も伴わない「真実」では、その人のためと言いながら、ただ鞭打っているのと変わりません。「真実」では、ボーダーラインの人の体験を意味のないこととして軽視したりはしません。たとえば、「君は反応しすぎている」、「あなたが言うほどひどくはなかったわ」、「そんなことが起こったんじゃない」、「そんなことは言ってない」などは、終わりのない論争を招きます。混乱のもととなって、続いて起こるジレンマへの対応ができなくなります。また、「真実」は、責任を押しつけたり、後からとやかく言うようなことでもありません。「全部あなたのせいよ」、「君のおかげでひどいことになった」、「自業自得だよ」、「あなたがああしていれば、こんなことにならなかった」などとは言いません。「真実」発言をするときには、中立的な姿勢での問題解決を重視します。叱責してけなしても、その人はもっと防衛的になって、自分自身を振り返ってみようとはしなくなるでしょう。

二十三歳になる娘のジャネットの口座が、またもや千ドル近く引き出し超過になっている。銀行から電話でそのような知らせを受けて、父親のゴードンは不機嫌になりました。いらいらして、怒りが湧いてきました。それでも、繰り返されるこの問題について娘と話し合うために、心の準備をしました。まず、頭を冷やしました。ここで怒りを爆発させては状況を悪くするだけです。ジャネットを防衛的にさせてしまいます。そうなると、彼女は金銭上の問題に目を向けられなくなり、父親の怒りに気を取られっぱなしになるだけです。そこでゴードンは、ＳＥＴ発言と、どのようにして彼女にこの問題について伝えるかを、心の中で繰り返し練習しました。夕食が終わって二人ともリラックスしている時間まで待って、話を切り出しました。

ゴードン：昼間、銀行から電話があって、君の口座がかなりの引き出し超過だって知らせてきたよ。たっぷり入金されていると思ってたけど。どうなっているのか心配だよ。

ジャネット：少し買い物をしなきゃいけなかったのよ。いいでしょ、別に。逐一報告できるはずもないし。そんなにぴりぴりしないでよ。銀行がカバーしてくれるんだし。

ゴードン：【言い訳がましくまじめに考えていない娘の態度に怒りが湧いてくるのを感じつつ、そのいらだちを抑え込みながら】それで、何を買ったんだい？　金銭管理ができているのを確かめたいだけだよ。

ジャネット：【防衛的な気持ちになりながら】ほっといてよ！　買い物をすると気分がよくなるの。知ってるでしょう？　洋服を買い替えなきゃいけないって思ったの。それで、ちょっと高級なものに散財した。それでこんな大騒ぎ！

ゴードン：気分が落ち込むと、ときどき君が買い物に出かけることはわかっているよ。だから、気分がよくないいんじゃないかと気がかりでね。何か力になれることはないかな？（支援）

ジャネット：学校と仕事とで負担が大きかっただけ。気が滅入る冬がずっと続いているから、ときどき気分を明るくしないといけないいだけよ。

ゴードン：どうやら、最近少しきつい時期が続いていたようだね（共感）。

ジャネット：【「支援」のメッセージを受け取りそびれて】だから、そうだって言っているでしょう！　理解できないの？　父さんのケチくさい予算なんて、くそくらえよ！

ゴードン：君がストレスを感じているときに手助けしたいだけだよ（支援）。それに、以前に銀行でさんざんな目にあっただろう？　学生ローンが組みにくくなるかもしれないよ。信用ランクが落ちると、将来お金が必要になったときにも困ったことになりかねない（真実）。君が責任を負える人間だと認識されることがいかに重要かを知っているんだ。これまでこんなに努力してきたじゃないか。仕事をしながら、成績も維持してきたよね（共感）。知っておいてほしいんだ。私は君のことを愛しているし、力になりたい。賢くて、洗練されている、すばらしい女性のままでい続けてほしい。気分がすぐれなかったり、何か困ったことがあったりしたら、一緒になんとかできるように、相談してほしいんだ（支援）。引き出し超過をどうしたらいいか、同じことがまた起こらないように、どうしたら身を守れるかについて話し合ってみよう。

これは途方もなく困難なことかもしれません。あなた自身の気持ちをコントロールしながら、SETの三角形に沿って、発言のバランスを取るのです。ときには責められたり、破壊的な行動を目の当たりにしたりして、その姿勢を維持できなくなることもあるでしょう。しかしそれでも、引き続き「支援」を表明し、「共感」して受け止め、しっかりと「真実」を示し続けることができれば、かなりの危機を取り除くことができるはずです。コミュニケーション方法のUPの部分を追加すれば、厄介な対話のあいだにも、維持したいと思う姿勢に注意を向けたままでいられます。理解（U）と根気強さ（P）は、ボーダーラインの人を気遣って、より健康的な関係を共につくり上げていきたいと願っているパートナーにとっては、必須の特性です。

アクションステップ

◆SETを思い出そう

SETのフレーズをいつでも思い出せるようにしましょう。そして、三角形の三つの側面のうちのどれかが伝わっていないことを、ボーダーラインの人の反応が示しているようであれば、それに気づけるようになりましょう。

「(私は) あなたのことを大切に思っているし、あなたがこの状況を切り抜けられるよう手助けしたいの」

「(あなたは) 本当に苦しい思いをしているんだろうね」

「一緒にどのように取り組んだら状況がよくなりそう? 私はこんなふうにできる。あなたは何をしないといけないと思う?」

◆理解して、根気強く

第1章でお伝えしたように、境界性パーソナリティ障害をもつ人たちの世界の見方には、どうやら、色彩を成分ごとにとらえる映像技術のような癖があります。状況を白か黒か、よいか悪いかでとらえます。人々は、ヒーローでなければ悪党です。そうした「分裂(スプリッティング)」は、境界性パーソナリティ障害をもつ人たちの原始的な防衛メカニズムです。子ども時代の名残で、相反するものが同時に存在することや、あいまいさを嫌います。成熟した大人であれば、存在の不確かさを許容するものです。友人、クラブ、仕事、支持政党――これらにも何かしら欠点があるものですが、それを受け入れて、灰色とも言える領域で妥協するのです。ところが、ボーダーラインの人にとっては、小さな誤解のあとに、恋人が嫌悪すべき悪魔に変わってしまうかもしれません。あるいは、言い争いのあとに、何の落ち度もない無力な犠牲者としての自己イメージが強まるかもしれません。

大切なのは、そのような揺れ動きを分裂の表れとして認識することです。ＳＥＴ‐ＵＰの「理解（Ｕ）」と「根気強さ（Ｐ）」の出番がここにあります。大切な人に悪党と見なされても、**個人的に受け取らないようにしましょう**。これは、ボーダーラインの人が内面での両価性をめぐって混乱していることの表れだと受け入れましょう。あなたの大切な人は、悪戦苦闘しながら、あなたに（また周りの世界全体にも）よい性質と悪い性質の両方があることを受け入れようとしているのです。また、人は完全によいか完全に悪いかのどちらかだと主張しなくても、人間関係を続けることはできるのだということも受け入れようとしています。ときには、そうした葛藤がボーダーラインの人自身に向けられる場合もあって、すべての悪い面を自己に投影したりします。ボーダーラインの人との関係が困難になりつつあるときでも、ＵＰを使えば、そのままそこに居続けやすくなります。それまでどおりの親密さを維持できなくても、あなたがそうすることを選ぶなら、ＵＰを使って別なレベルでつながりを保つことができます。場合によっては、「ただ友だちでいよう」と決めることもあるでしょう。

リタとパティはハイスクール以来の友だちです。お互いの配偶者同士も友人で、子どもたちも一緒に遊ぶ仲です。ただ、パティはときどき戸惑うことがありました。リタが引きこもってしまって電話を返さなくなり、こちらから連絡すると、気に障ったように思えることがあるのです。でも、しばらくすると元どおりになって、リタは何ごともなかったかのように振る舞います。距離を置いていたことについて尋ねると、特に何の問題もなかった、家族や、不動産仲介の仕事で忙しかっただけだと言うのです。

パティと夫が家を購入しようと決めたときのことです。二人で話し合い、この件については、リタにも、他の友人にも頼らないほうがいいということで合意しました。ところが、家を買った直後に、リタがものすごい剣幕で電話をしてきて、自分に仲介を頼まなかったことを激しく責め立てました。リタの怒りの激しさに驚きつつも、パティは、大きな決断によって人間関係が壊れる恐れがあったから、リタも他の友人も巻き込みたくなかったのだと説明しました。そして、リタを怒らせるつもりは決してなかったのだと言い、がっかりさせたことを謝りました。ショックなことに、リタは、あなたとはもう友だちではないと宣言しました。週末に一緒に予定していた計画はキャンセルだ、もう二度と口をきかない、と金切り声で言い捨てました。

パティは衝撃を受けました。けれども、それまでの関係を振り返ってみると、リタの行動にこのパターンが表れていたことがわかります。親しい友だち関係だと考えていたものが、リタの癇癪にずっと彩られていたことに気がついたのです。決めなければなりませんでした。友情から完全に身を引くか、あるいは、リタの不安定な感受性に対応できるような、これまでとは違う形の関係を受け入れるかです。家族同士のつながりを完全に捨てたくはありませんでしたが、親しい関係は維持できないことを受け入れなければなりませんでした。パティは、根気強く、もう少し弱めた形でリタとかかわり合うことに決めました。リタに電話をして、子どもたちを遊びによこしてと伝えました。社交的な場面では親しげに接しました。それからというもの、リタとは、より表面的ではあるものの、受け入れられる関係を保つことができました。

◆予想しよう

ボーダーラインの人に何と言って話しかけるか、繰り返し練習しましょう。問題にあなたがどう対処したいのかと、どんな言葉でコミュニケーションをとるとよさそうかを考えておきます。ＳＥＴ発言をどのように提示していくかについては、特にしっかりと考え抜いておきましょう。

転職を繰り返す息子が、今回もまた仕事を辞めたという状況について考えてみましょう。いつものように息子は、上司が不公平だと文句を言い、その上司と言い争ったのです。息子はあなたのところへ来て、自分のしたことを正当化しながら、次にどうしたらよいかを考えています。

「そんな状況で、大変だっただろう」（共感）
「相談に来てくれてよかった。ぜひ力になりたいよ」（支援）
「このパターンを振り返っておいたほうがよさそうだね。これまでにも何回か起きているからね。こうした問題が起きても許容できるようになるために、どうしたら一緒に取り組めるかな。気難しい上司や同僚はどこにでもいるからね。君が働きたがっていることはわかってるよ。働くにはこうした難しさもいくらか我慢しないといけないかもしれない。これまでの仕事で何が起きていたかを話し合って、対処方法を考えてみよう」（真実）

◆ポジティブな面を強調しよう

強みに注目しましょう。障壁があっても達成できたことを評価して、そうした行動が増えるよう強化しましょう。

「この難しい状況にしっかりと向き合っているあなたを、本当に誇らしく思うわ」（支援）

「もちろん、決して簡単ではなかったでしょうね」（共感）

「取り組まないといけないことがいくつか残っているよね。二人で、他に何をしないといけないかな?」（真実）

◆あなた自身の反応も観察しよう――なるべく穏やかに、中立的に

「支援」と「共感」の発言に批判の要素が入り込まないように気をつけましょう。「でも」や「もし~なら」は使いません。たとえば、「そんな気難しい態度をやめてくれたら、助けたいと思えるのに」や、「難しい時期で、苦しいよね。でも、自分でよりひどくしているだけだよ」などはいけません。責任に正面から向き合う部分は、「支援」と「共感」とは切り離して、「真実」発言の中で伝えます。そのときは決めつけをせずに、淡々とした姿勢で伝えますが、あら

かじめ「支援」と「共感」で心の準備を整えておけるとよいでしょう。また、「真実」発言を質問の形で提示できれば、ボーダーラインの人はそれほど脅威的に受け取らないかもしれません。その人自身に責任があるという点も思い出せるでしょう。

「この状況をどうするのがよいと思う?」

「この問題に対処するために、次にどう踏み出す?」

◈「真実」発言は過去ではなく、今現在のことを話すようにしよう

過去の傷や他の人の体験を持ち出して、ボーダーラインの人は真実から逃れようとするかもしれません。「傷つくようなことを上司が言い続けるんだ」、「前にも試したけれど……絶対にうまくいかないわ」、「ジェームズはそれで厄介なことになった」のようにです。

以前に起きたことを話しているうちに脱線しないように気をつけましょう。「真実」を表現するには、「それに対処するために、**今**、何ができそう?」のように言うのが最善でしょう。

ＳＥＴを用いたやりとりとＵＰの枠組みを忘れなければ、それは役に立つモデルとなって、修羅場にならないように対話を管理していけるでしょう。これは話し合いの形を整えるためだけのものではありません。ボーダーラインの人の反応によっては、いずれかの側面を強調しなければならない場合にも、それがどの側面であるかがわかって、しっかりと取り組めるようになっています。最終的な目標は、ＳＥＴ‐ＵＰを使ってコミュニケーションを維持し、対話の脱線を避けられるようになることです。

◆

次の章では、ＳＥＴ‐ＵＰと併用することでこのアプローチを補完してくれるような技法をご紹介します。

第3章 SET-UPとあわせて使おう

境界性パーソナリティ障害をもつ人と対話をする際には、SET-UPの考え方を他の技法に組み込むこともできます。そうしたアプローチの中には、SET-UPの一部と言えるものもありますし、SET-UPを補うようなものもあります。この章では後者の、ボーダーラインの人との困難な事態に対処するうえで役に立つ、SET-UPを補完する技法をいくつかご紹介します。

移行対象を提供しよう

「支援」したい気持ちは、通常は直接話して伝えるものですが、何らかのモノを通じても伝えることができます。たとえば、子どもが「安心毛布」や人形などを固く握りしめているのを見かけたことがあるかもしれません。それらは、母親がいないときにも母親的存在を表すものとして、子どもに受け入れられています。この行動を小児精神科医たちは、保護者としての親が常時いてくれなければならない状態から、そばにいないときでも親は存在していることの受容へと、子どもが移行していることを示すものとして理解しています。そうした移行時期に拠り所にできる「モノ」は、移行対象と呼ばれています。やがて健康な子どもは、**対象恒常性**と呼ばれるものを発達させます。これは、そばにいないときでも親的存在が存在し続けていることを認識しているということです。

対象恒常性が正常に発達すると、周りを信頼したうえでの行動ができるようになります。そしてそのためには、信頼のおける養育を幼い時期に経験する必要があります。ところが、ボーダーラインの人たちの多くは不安定な子ども時代を過ごしていて、そうした養育を経験できずにきました。他の人の一貫した行動というものを経験していないのです。安心して養育者に依存できる時期を経ないままに育つと、信頼する力の発達が妨げられます。母親が部屋からいなくなると、幼い子が不安になって泣き出すように、ボーダーラインの人は、見捨てられてしまうのではないかという恐れが耐えられないほどに強くなりがちです。同じく幼い子のように、その時々の気持ちがすぐに態度に出てしまいます。**たった今**何を感じているかの感情のスナップショットが、物事の判断を左右するのです。幼い子どもは、お腹が空いているとき親に腹を立てているとしても、食べ物をもらえばまた親のことが大好きになります。同じように、ボーダーラインの人は、今現在の状況に対して急性の反応を示し、白と黒が反転するような態度をとるのです。

そんなボーダーラインの人に、何か、移行対象となるものを差し出せるとよいでしょう。そういったものがあると、見捨てられることへの恐れがやわらいで、その場を離れるパートナーに対する怒りの変動を調節しやすくなるでしょう。あなたがにっこりと笑っている写真を大切な人に持っていてもらうと、離れているときにも写真があなたの代わりとなって、心地よい記憶を呼び起こしてくれます。他のものでも同じような効果があります。

- パートナーのスティーブンが頻繁に出張で留守にするので、ブラッドは、スティーブンがいつも着ているトレーナーを抱いて眠りました。なじみのあるものですし、スティーブンの匂いがします。だから、夜もリラックスできて、スティーブンがしょっちゅう留守にすることへの不満もやわらぎました。
- 単科大学に通い始めた年に、エヴリンは母親のもとを離れ、街の向こう側にある寮に移り住みました。母と一緒に映っている写真をいつも財布に入れていて、寂しくなるたびに眺めました。

予測してみせよう

ボーダーラインの人があなたを脅すのでしたら、脅しのとおりに行動するとどんな結果になりそうかを、言葉で導きながら予測してみせると役に立つ場合があります。「支援」と「共感」で地盤を整えてから、起こりうる「真実」を予測すると、さまざまな意味で効果的です。一つ目に、衝動的な行動をもっとよく観察してみるように、また、その行動でどんな結果が起こりそうかを考えてみるように促すことができます。二つ目として、ボーダーラインの人は、自分ではコントロールできなくて予測不可能な行動に思えるものでも、それをあなたがちゃんと理解していて、何が起こるかを予測できるのを見て、頼もしく感じ、安心するかもしれません。三つ目に、予測してみせると、**反抗**——「期待になんて沿うものか」という意図的な抵抗——を引き出して、ボーダーラインの人が実際にはもっと建設的な反応をするかもしれません。「つまり、俺が叫び始めて飛び出していくと考えてるんだな。見てろよ。ここに静かに座って、一言もしゃべるもんか。お前をぎゃふんと言わせるためだけにな！」

予測をしてみせるときは、責め立てるような、怒った態度ではいけません。「ほらまた！」はだめです。そうではなく、リラックスした淡々とした調子で伝えましょう。叱責するのではありません。ただ単に、ボーダーラインの人がそのように行動するとどんな結果になりそうかを示して見せるのです。

喧嘩のあとで、十五歳のジェニーは父親に電話をしてきて、年上のボーイフレンドであるタイラーと駆け落ちすると言い出しました。

「ジェニー、君がそんなに混乱しているのを見るのはつらいよ。帰ってきてくれないかな。話し合って何とかできないか、一緒に考えてみよう」

「絶対に帰らない。この前なんて、病院に入れたじゃない。タイラーと騒いで楽しんでたっていうだけで。いつも私を支配しようとして、私がどこに行くべきだとか、誰といるべきだとか、何時に帰宅するべきだとか。もう子どもじゃないの。したいことをするし、一緒にいたい人といるわ」

「そうだね。君はどんどん成長しているよね。でも、まだ未成年だよ。未成年が駆け落ちすると言ってる。つまり法律上、私は警察を呼ばないといけない。そして、わかるよね。警察は君を保護しないといけない。そうなると、たぶんまた病院に連れ戻されるだろう。病院には絶対に入りたくないよね。でも、今度は前よりも長期になるよ。それから、タイラーだって巻き込まれるだろう。そういったことはどれも目にしたくないよ。ともかく、まず家に帰ってくるのはどう？　そして一緒にこの問題についてもっと話し合おう」

その人が行動するとどんな結果になりそうかをはっきりと描いてみせれば、実際にそのように行動してしまうことを避けられるかもしれません。

矛盾する立場を支持してみよう

ボーダーラインの人には、一つの極端な立場から別の極端な立場へと移行する傾向があって、決断することも簡単ではありません。誰かに依存して機嫌をとろうとする一方で、怒って反抗したりします。そんななかで、あとから身を引いたり、維持できなくなったりするような取り組みを始めたりもします。月曜日にある立場を表明しても、すぐに撤回して、火曜日には反対の立場を支持しているかもしれません。

ボーダーラインの人が行ったり来たりすると、パートナーも混乱して、どのように手助けするのが最善かがわからなくなってくるかもしれません。約束しては取り消すようなエピソードを繰り返してきたのでしたら、ときには、実際に期待されるのとは反対の「真実」の立場をとるそぶりを見せてもよいかもしれません。これまでとは違う立場で、ボーダーラインの人が期待しているのとは反対のことを支持します。すると、その人はまごついて、状況をもう一度よく調べようとするかもしれません。そして、もっと慎重に考えたうえでの現実的な評価をするかもしれません。

二十三歳のノーマンは、すでに三つの単科大学で四回にわたり入学と退学を繰り返していました。野心的にたくさんの単位を取ろうとしてついていけなくなり、数週間するとクラスに出席しなくなって、寮の部屋に閉じこもるというのがお決まりのパターンでした。そうしたノーマンの行動を両親が知るのはいつも学期末で、成績は全部「一時保留」で、次の学期に評価は持ち越されたとノーマンが白状するときです。

ひとしきり怒った後に、両親は毎回、学校に戻るようにノーマンを説得しました。ノーマンの高い知性を認めて、もっと教育を受けておかないと脱落してしまうと伝えてきました。でも、とうとう方針を変えました。ノーマンが実家にいるあいだ、両親は進路の話題を避けました。数カ月すると、新しい学校で別のことを専攻したいとノーマンがもちかけてきました。そこで、彼を励ますのではなく、今回は別な姿勢で臨みました。いずれはノーマンはしっかりとした教育を受けるべきだし、そうするだろうと心の中では思っていましたが、逆の姿勢を示して見せたのです。ひょっとするとノーマンには学位は必要ないのではないか、と伝えました。それまでの試みを失敗だとは言わないようにしながら、高校を卒業しただけで立派に働いて成功している人たちのことを話題にしました。それから、就職する気はないのか、と尋ねました。この路線で会話を進めれば、進学しなければならないというプレッシャーをノーマンは感じないですむはずです。また、もっと真剣に自分の動機を見つめ直して、代わりの進路についても考えてみるはずです。そう両親は願いました。

　これは失敗のしようがない提案でした——両親の逆説的な提案に挑戦して、ノーマンはもっと自立してやる気を起こし、以前よりも真剣な気持ちで単科大学に戻るかもしれません。あるいは、両親のそうした提案がノーマンの心の迷いと共鳴して、試みてはまた失敗するような、これまでと同じパターンを避けられるかもしれません。結局、ノーマンは進学しないことにしました。サンドウィッチ店での雑用的な仕事に就きました。不満のたまるその仕事を半年間続けたあとで、ノーマンは単科大学に戻ることに決めました。やがて、彼は電気工学で修士号を取得しました。

限界を設定しよう

大切な人に対して限界を設定するといっても、簡単ではありませんし、これは慎重に行わなければなりません。「真実」に基づくこの技法を役に立つものとするためには、設定される限界が現実的で、一貫していて、適切で、やり通せるもので、**本当の**ものでなければなりません。限界設定は脅しや罰則規定ではありません。感情的ではない発言にすぎず、何はしてよくて、何はいけないかを伝えるだけです。ただし、しっかりと守れない限界を宣言するくらいなら、真実に基づく宣言など、そもそもしないほうがましです。離婚した相手が、子どもと面会する日の門限を守りそうもないなら、あなた自身のコントロールがきかないところで門限を設定したりしないようにしましょう。また、次に喧嘩したときに本当に引っ越せるとは思えないのでしたら、恋人のところから出ていくなどと脅したりしないようにしましょう。実際に可能だと思える行動を考えましょう。

二十八歳のジミーは、別な州で人間関係や仕事がうまくいかなくなり、両親の家に戻ってきました。ときどき友だちと出かけるものの、家ではほとんど自室にこもりきりです。家の雑用はやりたがらず、将来を計画しようともしません。もっとかかわるようにと両親が頼んでも、ジミーはそんな要望も脅しも無視しました。とうとう、両親はこれまでとは違う方法で働きかけることで合意しました。

「ジミー、人生の大変な時期に実家に戻ってきたのだから、私たちはいつでも君を応援したいと思っているし、できるだけ力になるよ（支援）。きっと、すごくつらかったんだろうね（共感）。でも、私たちは君が責任をもって「家賃」を払うことも期待しているよ（真実）。家賃と言ってもお金じゃない。庭の草を毎週刈ると約束してほしいんだ。そうすれば、庭師に支払いをしなくてすむからね。その他に、毎週の雑用リストを渡すよ。一カ月して、この家賃を払わないと君が決めて、別な取り決めもできなければ、そのときは君はこの家を出て行くことになる。家賃を払ってもいいと思える別な場所を探して、そこで暮らすんだ」

ジミーの両親は「支援」と「共感」を表明しながら、限界も提示しています。このような場合、言ったことを貫いて、「真実」の要望を強化する心の準備がしっかりとできていなければなりません。限界をどのように守り通すか、また、実行するとどんな結果が起こりうるかも見越していなければなりません。そうした心の準備としては、必要であれば、ジミーが家を去る具体的な日付を決めることや、警察の力を借りることなど、ジミーにとっては不都合な選択肢に親として同意することも含まれます。

建設的に先延ばししよう

ボーダーラインの人は、要求が多かったり、我慢ができなかったりすることがあるでしょう。そうなってしまうのは、その人が**今この瞬間**を生きているからです。**今この瞬間**の体験には文脈というものがないのかもしれません。それ以前に何があったかも、後から何が起こりそうかも、ボーダーラインの人がその瞬間に何を感じるかには影響を及ぼしません。現在の考えや気持ちは、**今この瞬間**に扱われなければならないのです。そうした態度に接していると、パートナーのあなたも、それらの要求に**今すぐに**反応しなければならないような気がしてくるかもしれません。どのように反応しても、無効にされたり、否定されたり、中傷されたりするかもしれなくても、です。ストレスが大きい対話のときには特に、対応を先送りするほうがよさそうです。対話を遅らせると、ボーダーラインの人が激怒する場合もあるでしょう。しかし、あなた自身が結果について十分に考える前に反応してしまうことは避けられます。

反応を遅らせようとするときに使うと便利なフレーズをいくつか挙げておきます。約束してしまうことで、もっと難しい状況になるのを避けることができます。「あなたにとってはこれが重要だということはわかるわ。でも、先にスケジュールを確認させてちょうだい」、「折り返し連絡するよ」、「いくらか調整できそうか、見直してみるよ」、「心配なのはよくわかるよ。僕に何かできそうか、まずは考えてみるね」、「ちょっとだけ待って。この電話を折り返してしまうから（洗濯を終えてしまうから、食器を片づけてしまうから、など）」。こうした「真実」発言をする前に、「支援」と「共感」で受け止めておくと、ボーダーラインの人の欲求不満を減らすことができるでしょう。

バーリーはガールフレンドのシャーリーに、どうしてもクリスマスに一緒に帰省して自分の家族と過ごしてほしいと言いました。これまでの経験から、そうした訪問ではほぼ毎回対立が起こるということが、シャーリーにはわかっています。たいてい、バーリーと家族とのあいだで喧嘩が起こり、早々に引き上げてくるのです。それに、バーリーの家族が、バーリーとシャーリーの関係が諸悪の根源だとして、シャーリーを悪者に仕立て上げることもわかっています。そうやって、バーリーと家族は一時的な壊れやすい同盟を再結成し、シャーリーをのけ者にするのです。

招待を断ったら、バーリーはがっかりするでしょう。行くと言ってあとからやめると、バーリーはますます怒るでしょう。でも行けば、惨憺《さんたん》たるクリスマスになることは明らかで、ふたたび悪者役を押しつけられ、バーリーの家族がまとまるためののけ者にされる恐れがありました。ここは、返事をひとまず先送りにするのがベストでした。

あとから、リラックスした状況でなら、選択肢をよく考えることができます。最初に、バーリーと一緒にいたい気持ちと助けたい気持ちがあることをはっきり伝えよう（支援）。また、そうした家族の集まりがバーリーにとってはとても大切なのでしょうね、と受け止めよう（共感）。返事をするまでに時間があれば、最終的に一緒に行くと決めたとしても、どうすればバーリーの家族の力学に巻き込まれないですむか、準備を整えておくこともできます。あるいは、もっと納得のいく選択肢を別に用意することもできます。家族ぐるみでつきあいのある友人からクリスマスを一緒に過ごそうと誘われたから、今年は一緒に帰省できない、と伝えられるかもしれません。

緊張をゆるめて、大事《おおごと》にしない

対話の際に、ボーダーラインの人はしばしば自分の気持ちを否定します。そして、否定した感情をパートナーに投影します。これは、**投影性同一視**と呼ばれる振る舞いです。怒っていたり、魅力を感じていたり、混乱していたりしても、そのことを認めず、そうした感覚をパートナーに帰属させます。つまり、そう感じているのはパートナーのほうだと主張するのです。あなたがその投影を吸収してしまうと、ボーダーラインの人は、二人のやりとりにおいては自分にも責任があることをさらに認めなくなってしまいます。なぜなら、ボーダーラインの人ではなくあなたが、否定された感情を実際に行動で示していることになってしまうからです（「『俺』は怒ってない。怒っているのは君だ！」）。これは陥りやすい罠です。挑発に気がついて、腹立たしいサイクルに巻き込まれないことが重要です。

クリスタは、姉のアリシアのことがずっと嫌いでした。だって、優等生で運動神経がよくて、学校でも人気者だったから。そんな姉が、両親の不在時にクリスタの面倒を見ることになったときは、クリスタはよく親に嘘をつきました。アリシアが意地悪で無責任だと主張したのです。電話でおしゃべりしたり、テレビを見たりして、自分の面倒を見てくれなかった、と。そんなことを言われて、もちろんアリシアは怒りました。そして妹に向かって叫びます。その結果、ほらね、やっぱりアリシアは「意地悪だ」、ということになるのでした。

大人になっても諍《いさか》いが続きました。自分がかかわると姉が嫉妬して怒る。クリスタはそう親に話しました。姉妹がそろうと、クリスタが声を荒げて非難し、アリシアを挑発します。アリシアはさらに大きな声で反論します。するとクリスタは、「ほらね、また癇癪を起こしているじゃない」と言って立ち去るのでした。

あなたの「ボタンが押されて」かっとなるパターンに気がついたら、抵抗のしどころです。エスカレートしないように、投影されたとおりに行動してしまわないようにしなければなりません。ボーダーラインの人の声が大きくなってきたら、意識的に、あなたの声を小さくししましょう。その人の身振りが大きくなってきたら、あなたの身体的な表現はできるだけ控えめにして、大事《おおごと》にしないようにしましょう。また、「支援」と「共感」を伝えるときには、中立的なフレーズを使いましょう。「あら、すごく怒っているのね!」と大声を出せば、「共感」の形になっていても、怒りを助長するだけです。それほど挑発的ではない「共感」の表現なら、感情のプロセスをやわらげることができるでしょう。「このことに動揺しているんだね」、「あなたにとって、これは本当につらいことのようね」のようにです。

同じ土地を何度も耕さない

同じ説明を延々と繰り返していることに気づいたら、そこでストップしましょう。親が決めたことに対して、いつまでもめそめそと「でも、なんで……?」と言い続ける子どものように、ボーダーラインの人も、同じ事柄にずっとこだわり続けるかもしれません。すると、あなたのいらだちは募ります。そうこうするうちに、要求に屈してしまいたくなるかもしれません。あるいは、ボーダーラインの人から離れたくなるかもしれません。

つらい離婚を経たクリスタが、アリシアの家に住まわせてもらえないかと言ってきました。それはできない、とアリシアは伝えました。アリシアのアパートメントでは狭すぎます。自分のプライバシーを大切にしているし、姉妹の関係がこじれるかもしれません。そう説明しても、クリスタは折にふれて、引っ越してきてはだめかと尋ねます。ついにアリシアは、同じ要求に対して同じ返事をいつまでも繰り返しているだけだと気づきました。妹に対する怒りが心の中で高まっているのがわかりました。それと同時に、根負けして引っ越してくるのを認めてしまうか、そうでなければ接触を断つか、どちらかでけりをつけてしまいたい誘惑にも駆られました。でもそうする代わりに、緊張をやわらげることにしました。

「ねえ、この会話は何回もしてきたわ（真実）。私はあなたのことが大好きで、助けたいと思ってる（支援）。このところ、あなたにとってつらい時期が続いていたもの（共感）。でも、これまでに話し合ったような理由で、あなたがここに住むという選択肢はないの。他の可能性を一緒に考えてみましょうよ（真実）」

意識的に「支援」と「共感」に焦点を合わせることで、アリシアはクリスタに対する怒りをコントロールすることができました。「真実」の選択肢を示して見せることで、後ろめたさと防衛的な姿勢を最小限にとどめて、自分の限界も守り通すことができたのです。

ユーモアには気をつけて

ボーダーラインの人を相手にユーモアを用いるのは危険です。避けたほうがよいでしょう。彼らは極端に感受性が強いので、おどけたそぶりを屈辱的なからかいと解釈しかねません。笑いを引き出そうとする試みも、自分の気持ちが軽く扱われているように受け止められてしまうかもしれません。大切な人の深刻な懸念を、ユーモアで打破しようとはしないほうがよいでしょう。ただ、長年の関係の中で、遊び心のある掛け合いがすっかり出来上がっているのでしたら、場の雰囲気を明るくするような発言が役に立つこともあるかもしれません。そのような場合には、いくぶんひねりを加えたダークユーモアがツボにはまって視点が明確になり、より大きな文脈の中で、煮つまっていた怒りをある種のおかしみに変えることができるかもしれません。

ボブとカールの母親であるルイーズは、気持ちがずたずたになっていました。まだ幼い息子たちを抱えながら夫に先立たれたときも、シングルマザーになる用意ができていませんでした。うつ病と心気症に苦しみ、発作のたびに何日もベッドから起き上がれなくなりました。発作と発作のあいだには、怒りを爆発させて物に当たりました。ボーイフレンドたちが転がり込んでは出ていきました。そんな環境の中で、ボブとカールの兄弟は否応なく、自分たちの面倒を自分たちで見ながら育ちました。

ボブはやがて結婚して家を出ました。一方、カールは家に残っていましたが、どうやら母親の気質を受け継いでいるようでした。二回結婚して、どちらもうまくいきませんでした。棘のある皮肉を言って、友人たちを遠ざけました。知的で有能だったので職探しには困りませんでしたが、でもすぐに飽きて、転職を繰り返しました。お酒が入るとその気質はさらに強くなって、喧嘩に巻き込まれることもありました。母親とは敵対的な関係のままで、何かを要求されるたびにいらだっていました。兄のボブだけが、カールが唯一友人と呼べて、心を許せる相手でした。

ある日、またもや母親と怒鳴り合ったあとに、カールはバーへ行きました。何杯も飲んでから、警備員に喧嘩を売って、短期間ですが拘留されました。カールがボブに電話をしてきて、事の顛末を話しました。

「カール……」。ボブが話し始めました。「最近、いろんなことがあって、あまり調子がよくなかったことはわかってるよ。でも――」

「兄貴はちっともわかってない」。カールが口を挟みます。「わけ知り顔のアドバイスなんて、くそくらえだよ！　お袋からも、俺が対処しないといけないありとあらゆることからも、兄貴は地の果てくらい遠く離れているくせに。俺なんて、最低の人生さ。ときどき、生きてる意味なんてないような気がするよ」

「そうか。ずいぶん大きなプレッシャーを感じてきたんだろうね（共感）。今回のお袋とのことも、昔からだもんな。でも、ちょっと落ち着いて見てみれば、この出来事全体が奇妙なくらい、ある種のホームコメディみたいだよ」

「笑いごとじゃないよ。拘置所に入ってたんだぜ！」

「ああ、わかってる。それに、知ってるよね。僕はお前を大切に思っているし、力になりたいと思ってる（支援）。でも、考えてもごらんよ。まずお袋がお前に電話してきて、何度目になるかわからないくらい、いつものように『胸が痛い。死ぬ。病院に行かないといけない。大急ぎで迎えにきてちょうだい』と訴える。そしてお前は飛んでいく。ところが家に着くと、お袋はまだ出発できないと言う。なんでかって？　『まだ化粧をしてない。イヤリングが見当たらない』。それから、『だめだめ、救急車は呼ばないで。サイレンで頭が痛くなる。それに、近所の人に病気だって思われたくない』。お前はやってられなくなってバーに行く。そこで喧嘩をふっかけた相手はお前の倍の体格。警察が来てみると、奴らはもっと大きい！　それに向かって、お前が生意気な口を叩く。で、何と言った？」

「そうだな……『おお、壮観だ。拳銃があって、警棒があって、スタンガンがあって、あとは……あれ、お巡りが二人だけ？　装甲車くらいよこすかって期待してたのに』だ」

「なかなかだね」

「ああ、なかなかのもんさ。こぶしをつくって、殴りかかるかのように構えてみせた。奴らは笑っただけだったがな」

「見られなかったのが残念だよ」

「ばかげてるよな。たぶん、お袋はまだイヤリングを探してるだろうよ」

二人は笑い合いました。

「でも、まじめな話、お袋にこんなふうに振り回されちゃいけないよ。いらだったら、僕と一緒に笑ってるほうがずっといい。例によって『死ぬ』ってお袋が思っただけで、それに巻き込まれたら、こっちの身がもたないからね」

長年の関係の中で築き上げた、二人の間で通じるユーモアを使って、ボブはカールの絶望感をやわらげることができました。はじめに「支援」と「共感」を伝えてカールの気分を明るくしてから、「真実」を付け加えたのです。

これは言わないでおこう

境界性パーソナリティ障害をもつ人と向き合うときには、言葉が重要な役割を果たします。本章でこれまで見てきた技法では、何を言うかに注目しました。一方、何を言わないか、どのようなアプローチだと状況を悪くしかねないかについても、しっかりと気づいていることが重要です。ボーダーラインの人は感受性がとても強く、直感的かもしれません。あなたが反応する際にも、言葉遣いに気をつけましょう。

- **ばかにしたような言葉遣いは避ける。** その人が何かを劇的に表現しているときに、うっかり気安く「あら、それは気違いじみてるわね」などと言ってしまうと、「つまり、俺の頭がおかしいって言うんだな」のような反応が返ってくるでしょう。そこからあとは、もはや言葉遣いに気を配るどころではなくなり、本当の問題に対処することもできなくなります。言葉は慎重に使いましょう。
- **その人の立場を正面から脅かすような反論をしない。** ボーダーラインの人のものの見方に直接的に反論すると、たいていは対立を強めるだけです。「そうじゃない」、「そんなことは言ってない」などと言っても、状況がはっきりするどころか、むしろいらだちが増えるだけでしょう。
- **大げさな反応だと言わない。** ボーダーラインの人の反応の強さを問題にすると、注意がそれやすくなります。「そんな大事《おおごと》じゃないわ」、「反応しすぎ」などと言えば、共感に欠けた論争になるだけです。結局は、「どうせわかりっこない！」と非難されてしまうでしょう。
- **あなた自身の責任をかわそうとしない。** あなた自身のいらだちをいくらかでも弱めようとして、「冗談だよ」、「そんな意味で言ったんじゃないわ」などと言うと、ボーダーラインの人に責任を押しつけているように聞こえて、火に油を注ぐだけです。そうすることが妥当なら、その人の気に障ったあなたの発言や行動について、素直に謝るほうがよいでしょう。

● **嘘をつかない。**嘘がばれると、あなたの発言の信憑性や信用が失われます。「支援」と「共感」を強調しつつ、「真実」をできるだけ穏やかに伝えましょう。

● **誠実ではない気持ちや憐れみを伝えない。**「気の毒で、胸が痛むよ」、「なんてかわいそうなの」、「君がどのように感じているか、僕にはわかる」などのフレーズは避けましょう。

● **あなた自身の経験と比べない。**「共感」を表現するときは、ボーダーラインの人の体験をその人に固有のものとして認めます。あなたについての話ではありません。「私にも同じことが起きたわ」、「僕も同じくらいひどい経験をしたよ」などと言うと、その人に固有の経験として受け止めていないような印象を与えます。

● **知ったかぶりの修理屋さんにはならない。**すべてを丸くおさめてくれそうな解決策をあなたが提示したとしても、通常は拒否されて、ますます相手をいらだたせてしまうかもしれません。たとえば、「だったら彼女に電話して謝って、花束を持っていけばいいんだよ。僕はそれでいつもうまくいくよ」と提案しても、偉そうで、そんなに簡単なことじゃない、とボーダーラインの人には思われるでしょう。たいてい、あなたがするような提案については、ボーダーラインの人もすでに検討しているものです。それでもなお、拠り所がなく、実行に移せないと感じているのかもしれません。

アクションステップ

◆備えて、練習する

ボーダーラインの人と正面から向き合うことがわかっているなら、その状況に備えておくことが役に立つでしょう。自分が話す内容を繰り返し練習して、ボーダーラインの人が何と言いそうか、または何をしそうかを予想します。さまざまなシナリオを考えておきましょう。

アリスは怒っているに決まっています。抗うつ薬を大量に飲んだと彼女が言ったとき、フランクが救急車を呼んだからです。かなり抵抗しましたが、アリスは救急隊員に病院に連れて行かれました。フランクが病室を訪ねたときも、通報したことをまだ怒っていました。そのまま二日間入院して退院できることになり、今から迎えにいくところでした。飲んだ薬の量はたいしたことがなかったのに大げさに反応しすぎ、と言って責められることはわかっていました。病院に向かいながら、アリスに何と話しかけるべきか、繰り返し練習しました。

フランクは、怒りにまかせての喧嘩に引きずり込まれないように準備しました。アリスが怒鳴っても自分の声は抑えよう。アリスの話をさえぎったりせず、ガス抜きができるようにしよう。アリスは防衛的になるだろうから、SETの反応を心がけよう――「僕に怒っていることはわかっているよ。でもともかく、君の気分がよくなってうれしいよ（支援）」。「錠剤を大量に飲むなんて、かなり動揺していたんだろうね。それに、どうやら病院でも大変な思いをしたみたいだね（共感）」

フランクは時機を待って、アリスがもっと落ち着いてから「真実」の問題を扱うことにしました。そうすれば、アリスの大量服薬はフランク自身にとっても恐ろしい出来事だったのだと説明できます。アリスを危険から守るためなら、たとえアリスを動揺させるようなことであってもするつもりだ、とも伝えられるでしょう。

◆自分の気持ちに気づき、ありのままに受け入れよう

あなたも人間です。いらいらします。腹が立ちます。そういうものだと思いましょう。そうした気持ちが現れたからといって、そんなものがないふりをしなくてもよいのです。ただ、そのことに気づいていて、なるべく衝動に振り回されないようにしましょう。

自分の声が大きくなっていることに気づいたら、ペースを落として穏やかに話してみましょう。

動揺して筋肉がこわばっていることに気づいたら、できるだけ力を抜いてリラックスしましょう。

呼吸しましょう。感情が高ぶっているなら、呼吸に意識を向けて、ゆっくり吸って、吐きましょう。

必要なら、その場を離れましょう。

フランクは、自分でも気持ちをコントロールできない場合があることに気づいていました。アリスが怒ったり、要求をのむように強く主張したりするときです。自分の声が大きくなって、同じ内容を繰り返していることに気づいたら、一歩下がって、どんな決断も遅

らせるべきだとわかっていました。でもアリスは、「臆病者だ」、「問題から逃げている」と言って責め立ててくるに違いありません。そこでフランクは、アリスの反応を見越したうえで、自分がかける言葉を考えてみました。

「ごめん、どうしても少し距離を置いて考えてみないといけない。君も気持ちが動揺しているよね（共感）。僕はこの状況を一緒になんとかしたいと思っているよ（支援）。でも、今はちょっと散歩に出かけてくる。君は僕が逃げていると言うだろうね。だけど、このままここにいると、僕自身の怒りが大きくなって防衛的になってしまうんだ。そうなると、二人ともももっと動揺して、どうにもならなくなる（真実）。僕の気持ちが落ち着いてから、続きを話すことにしよう」

◆会えないときには、あなたのことを表す移行対象を持ってもらおう

とても単純ながら効果的な方法で、ボーダーラインの人の不安をやわらげ、あなたとの絆を強めることができます。

マーティンは、離婚してから大切にしていた、ティーンエイジャーの娘との時間をもて

なくなりました。マーティンにとっても娘にとっても、せつなくてたまりません。寝る前の時間に、二人でよくおしゃべりをしたものです。学校について、友だちについて、夢中になっている人たちについて。そこでマーティンは娘に、父親の写真の中から好きなものを選んでもらって、ベッドサイドのランプ横に置いてはどうかと提案しました。マーティンも、娘の写真を同じように置くことにするのです。それから、二人でひときわ明るい星を選び、毎晩寝る前にその星を眺め、気持ちを近づけることに決めました。

◆破壊的な行動に代わる行動を提案しよう

他の人に対する欲求不満が強いのでしたら、日記を書くことでそれをやわらげられる場合があります。後悔しかねない衝動的な行動を避けやすくなるでしょう。

自傷傾向も、それほど傷つかない活動に置き換えられるかもしれません。代わりの方法を使って、有害な痛みを、それほど破壊的ではないものに置き換えるのです。たとえば、激しい運動をする、ドラムを叩く、氷を握りしめる、クレヨンやマーカーを使って皮膚に描く、などです。

本章でご紹介した技法のいくつかをＳＥＴ‐ＵＰと組み合わせて使うと、実りの多い対話を続けやすくなります。また、大切な人との心を開いてのコミュニケーションを妨げるものがあっても、それを避けたり、それに上手に反応しやすくなります。第II部では、境界性パーソナリティ障害をめぐって生じがちなジレンマを扱います。あなたにもおなじみのものがあるでしょう。ここまで見てきたアプローチを取り入れることで、そうしたジレンマにも効果的に対応していくことができます。

◆

第II部

ボーダーラインの人に特有の困難

第4章

「勝ち目がない」ジレンマ

境界性パーソナリティ障害をもつ人とコミュニケーションしようとするときに最も困るのが、「勝ち目がない」ジレンマに陥ってしまうことでしょう。たとえば、次の質問について考えてみましょう。「ドレスを着てみたわ。いつもよりスタイルよく見えるかしら?」。あなたは何と答えるべきでしょう?「うん、いつもよりスタイルよく見えるよ」と答えると、「やっぱり私のこと、太ってるって思ってたのね!」と言われそうです。かといって、「いつもどおり、素敵だよ」と答えると、「私の見た目になんて、何の関心もないのね!」と返ってきそうです。

これを、「してもダメ、しなくてもダメ」の場面と呼ぶことにしましょう。本章では、こうした状況にどう正面から向き合えばよいかを見ていくことにします。ボーダーラインの人に特有のパラドックスを扱っていくという困難の中で、たいていこの「勝ち目がない」状況が最もフラストレーションをもたらすものとなります。

「勝ち目がない」コバヤシマル

ボーダーラインの人がアイデンティティ上のもがきから浮上しようとする試みは矛盾だらけです。何が必要なのかが自分でもわからず困惑しています。そんなボーダーラインの人は、自分のニーズを満たす責任をあなたに押しつけるかもしれません。でも、その要求にあなたが応えようとすると、抵抗したり、反論したりするかもしれません。たとえばこんなふうに。

- 夫婦カウンセリングでメアリーは、夫のレイに向かって目に涙を浮かべながら叫びました。「全然愛情を示してくれないじゃない！　抱きしめてもらわないといけないのに！」。

レイが立ち上がって抱きしめると、メアリーは後ずさりして怒鳴りました。「痛い！　そんなに強く抱きしめないでよ！」

● 電話で数分間話しているうちに、アンジェラのろれつが回らなくなってきました。心配になってマルセラスが尋ねると、アンジェラは少し余計に睡眠薬を飲んだのだと言いました。マルセラスは驚いて、救急車を呼んでから自分もすぐに向かうと伝えました。するとアンジェラは猛烈に怒って、ただ眠りたかっただけ、家まで来たり助けを呼んだりしたら二度と口をきかない、と言いました。

大切な人の矛盾した感情と向き合うことは、勝ち目のない戦いに思えるかもしれません。この「してもダメ、しなくてもダメ」のプロセスを、私は以前の本の中で「コバヤシマル」概念と呼んで紹介しました。これは、テレビや映画にもなった「スタートレック」シリーズに由来するものです。物語の中の昇進試験【訳注：指揮官や仕官として宇宙艦コバヤシマルを救助できるかどうかを見極めるための試験】で、コンピューターを使った戦いのシミュレーション試験が行われるのですが、どの戦法を用いても必ず負けるようになっていました。（宇宙船エンタープライズ号のカーク船長が初めてこの任務に成功しました。というのも、シミュレーション試験が始まる

前に、こっそりコンピュータープログラムを書き換えたからです）

白と黒の世界

ボーダーラインの人の内面には、絶望や怒り、見捨てられ不安による心もとなさがあって、これらはどれも、彼らに特有の行動につながっているかもしれません。物事が白か黒にしか見えないので、一貫した行動をとり続けることができません。そうした極端な見方では、立場を決めにくいのです。なぜなら、選ぼうにも、どの立場にも矛盾する要素が何かしらあります。完璧でなければ最悪です。だから、すばらしいと思っていたのに欠点に気がついてしまうともう最低。言葉が行動と矛盾してる。行動が言葉とくい違ってる。全然つじつまが合ってない。そのように見えていれば、どんな提案をされても拒否することになります。現に、ボーダーラインの人は、あなたの働きかけに抵抗するために、まるで「切り替えスイッチ」のように急に逆の立場をとるかもしれません。複雑ではない解決策を欲しているのです。こうしたものの見え方や考え方は、あなたとの関係にも影響を及ぼすでしょう。

心に怒りと欲求不満があるため、ボーダーラインの人はしばしば、関係をぎくしゃくさせている原因としてあなたに責任があるととらえている事柄を、否定的な色眼鏡を通して眺めています。当然、自分ではなくあなたが「悪者」です。無意識のうちにそうしていることが多いのですが、これも投影性同一視の一例です。先の章で見たように、この防衛メカニズムは、ボーダーラインの人の「分裂」傾向、つまり、完全によいか完全に悪いかの極端な視点で人々や状況を眺める傾向によるものです。投影性同一視をするとき、ボーダーラインの人は、不満を抱えた自分の気持ちを否定して、それをあなたに投影します。次に操作をして、前提となっている敵対的な関係を強めるような発言をあなたがするように仕向けます。そこであなたがいらだって声を荒げると、ボーダーラインの人は自分の怒りを否定し、「ほらね！　怒ってるってわかってた」と宣言できることになります。こうして、問題なのはあなたで、その人には何の責任もない、という見方が維持されるのです。

はっきりしない灰色だらけの世界の複雑さに、多くの人は欲求不満を感じています。極端な全か無かのほうが、たいていは魅力的です。子ども向けの物語も、あいまいさを避けます。白い服を着ているほうがよい人で、黒い服は悪人です。一時間の番組枠内で家族の問題を解決してみせるテレビカウンセラーの意見に魅かれます。シーズンの終わりまでに本物の愛を必ず見つけるデート番組もつい見てしまいます。そうした傾向は誰にでもあります。それでも、成熟するとともに、何色の帽子をかぶっているかだけでは必ずしも状況を判断できない世界に、ほとんどの人は適応できるようになっていきます。ただ、ボーダーラインの人にとっては、そのようにして幼児期の単純さから先に進むということが、想像しづらいのです。

「勝ち目がない」困難をどうするか

「勝ち目がない」ジレンマに対処するには、巻き込まれたときにまずそのことに気づいて、状況を理解することが重要です。SET-UPの「UP」（理解と根気強さ）の部分がここでは役に立ちます。ひとたび状況を把握すれば、そうした対話では何の動きも起こさないことが最善策でもあると理解できるでしょう。なぜなら、どう反応しても完全には満足してもらえないからです。『勝ち目がない』シナリオなんか信じないね」とカーク船長はスポックに言いました。そしてシステムを操作することができました。しかし残念ながら、現実の対話ではそううまくはいきません。

はっきりとした返答が火に油を注ぐだけでしたら、一歩下がりましょう。同じ理屈で説明をして、毎回同じ抵抗にあっていることに気がついたら、その戦法は捨てるべきです。ありのままに「真実」を伝えても「勝ち目がない」反応につながるときには、別のアプローチを考えなければなりません。

- どうしても反応を求められるのでしたら、その人の意見を先に話してもらうと、うまくかわせるかもしれません。「どうかな。そのことについては、私も自分がどうしたいのかわからないわ。あなたはどう思う？」
- 反応を遅らせるという方法もあります。「申し訳ない。今ちょっと（仕事で、プロジェクトで）気をとられてて。あとでまた話そう」
- 「支援」と「共感」をたっぷり使い、「真実」を大きくとらえつつ、「してもダメ、しなくてもダメ」のジレンマを受け止めることもできます。そして、完璧ではないとも言える解決策を提案します——「君が家族のことを大切に思っていて、その絆を維持するためにとても努力していることは理解しているよ（共感）。僕もできるかぎり力になりたいと思ってる（支援）。ただ、君の妹さんは遊びに来るたびに君をひどく批判するよね。そして、僕が君の味方をしたら、君は怒った。でもこのあいだ、僕がただ座って何も言わなかったときも、やっぱり君は怒った。僕が何をしても、君は僕と状況とに対していらだつような気がするよ。だから、僕は挨拶だけして、席をはずすのが一番いいと思うんだ（真実）。かまわないかな?」

●もう一つ。ボーダーラインの人には、怒りをぶつけて相手を傷つけずにはいられないときがあるのかもしれません。そして、その気持ちの投影先として、あなたが一番安全なターゲットになっているのかもしれません。そうした状況があることを知っておいてください。怒りをぶつけられれば、きちんと説明したくなるし、その人の非難や誇張を否定したくもなるでしょう。しかし、そんなときでも、なるべく忍耐強く振る舞わなければなりません。投影性同一視の罠にはまって、その人の怒りをあなたの怒りで映し返すことは、できるかぎり避けなければなりません。そうした場面では、自分の身を守ろうとするのではなく、その人の動揺を吸収してやわらげようとすることが最善の策かもしれません。

「勝ち目がない」パートナーのジレンマ

「勝ち目がない」コミュニケーションがだんだんと激しくなっていく様子を見てみましょう。

法科大学院の授業を終え、ハンドルを切って自宅の路地に入ってくると、なんと、夫の車がすでに車庫にありました。家に入ると、灯りもつけずに暗闇の中、オーエンがめそめそと泣いています。

「オーエン！　大丈夫？　調子が悪いの？」。ステラはテーブルまで走り寄って隣に腰かけました。「どうしたの？」

「もうがまんできなかったんだ。ビルが最低の野郎で。そりゃ、奴の会社だし、奴の好きなようにできるさ。でも、会社をだめにしてる。それなのに聞く耳をもたない。俺なんか、会社の経営には何の関係もないのさ」

以前にも聞いている不満です。「ええ、ビルはどうしようもない人よね。でも気にすることないじゃない。あなたには何ができるわけでもないし」と快活に言ってみます。

「仕事を辞めたよ。辞表を叩きつけてやった。さっさと消え失せろって言ってやったのさ」。そう話しながらも、オーエンは泣き止みません。「でもどうしたらいいのか。住宅ローンもあるし、君の学費と、それから……ああ、なんてこった、俺たちどうしたらいいんだ」

ステラはショックを受けていました。「その、ビルに電話して、説明してみたらどうかと思うけど――」

「だめだ！　君は俺の話をちっとも聞いてない！」。オーエンが吐き捨てるように言います。「最低な野郎なんだ。あんなところに戻るもんか。どのみち、このくだらないプログラミングにもうんざりだし」

「でも、私たちどうするの？　あなたも今言ったじゃない。家を買ったばかりだわ。私には学校もあるし……」

「それしか考えてないのか？　お金？　大事な法科大学院？」。オーエンの悲しげな涙に恐怖と怒りがまじり始めます。

オーエンの矛盾した様子に調子に合わせるようにして、ステラは自分の気持ちが揺れ動くのを感じます。驚きから始まって、憐れみを感じ、次に恐怖が湧いて、今は怒りモードに入っています。

「オーエン」。なるべく穏やかでいようと心がけながら説明します。「請求書の支払いがあるわ。そうね、他に何かできることがあるかも」

「わからないのか？　あそこには戻らない。パソコンの画面ももう見ないことにした。どうにでもなればいいのさ。君がせがむから購入したこのこぎれいな家と、法律家になるっていう君の野望。その二つしか頭にないんだったら、勝手にすればいいさ。どうせ俺のことなんか、どうでもいいと思ってるんだろ」

「ちょっと待って！　私はあなたを助けようとしているだけよ！」。ステラは思わず反論し、怒鳴っていました。「私がこの状況を招いたわけじゃないわ。あなただって家を欲しがったじゃない。仕事も好きだったでしょう？　全部私のせいにしてるわ。仕事を辞めたいなら結構よ！　私が学校をやめて、仕事を探すわよ」

「上出来だね！　これだけ時間を使っておいて、今になって法科大学院をやめて仕事するっていうのか？　そうすれば俺が家でごろごろしてられるってわけか。それで俺がどんな気持ちになるかわかるか？　世間体はどうなる？『かわいそうなオーエン。家族の面倒も見られない』って言われるよ。どうせ俺なんかいないほうが、君にとってははるかに楽だろうよ」

「もう、お願いだから、オーエン。どうにかしてよ！　頭にきて自分を憐れんでるだけじゃ、どうにもならないでしょう！」

「言っただろ。もうどうしたらいいのかわからないんだよ。くどくどと責めないでくれ。放っておいてくれ！」

「勝ち目がない」パートナーのジレンマにSETでアプローチする

ステラが遂行せざるを得なかった「勝ち目がない」任務においては、何を提案してもオーエンに反撃されました。しかし、このような状況でも、ステラがＳＥＴのモデルを念頭に置いていられれば、同じ対話にもより好ましい姿勢で向き合えるでしょう。仕事を辞めたと話したオーエンと、どのようにＳＥＴのアプローチを使ってコミュニケーションができそうかを見てみましょう。

ステラ：なんてこと！　きっとひどい気分でしょうね（共感）。
オーエン：そりゃそうさ。言うまでもないだろ。それにしても大変なことになった。請求書の支払いはどうする？　何をすべきかわからないな。でも、あの仕事には二度と戻らない。君のほうで何か思いつかないのかよ！
ステラ：【噛みつかれて気を悪くするものの、自分を守ろうとする姿勢にはならずに】あなたのことが心配だし、力になりたいわ（支援）。一緒になんとかできるわよ。
オーエン：ああ、そうかい。で、どうしてほしい？　ビルに電話をかけて、やっぱり仕事させてくれって言う？　いやだね。そろそろお姫様に目を覚ましてもらうときかもしれないな。気取った法科大学院なんて、通う必要はないのかもしれないんだ。君が欲しがったこんなばかばかしい家も、手放すべきなのかもな。

ステラは、はじめはまた反論して自分を防衛したくなりました。でも、すぐに認識しました――ここで私が防衛的になっては本当の問題からずれてしまうし、危機に対処することからも注意がそれてしまう。それに、投影性同一視を推し進めて、結局オーエンじゃなくて、私が怒っていることになってしまう、と。
ステラ：じゃあ、今度は全部私のせいだって言うのね……。オーエン、愛しているわ。あなたを助けたいだけよ（支援）。
オーエン：【「支援」のメッセージを受け取りそびれて】君はちっともわかっちゃいない。あのまぬけのところで仕事するのがどんなことなのか。毎日毎日、お金のためだけに。俺が重圧に耐えて二人の生活を支えてきて、君は学校に通ってる。それがどんなことなのか、絶対に君には理解できないよ。
ステラ：【「共感」を強調しながら】私には想像もできないほど大変だったんでしょうね。とうとう悪態をついて、背中を向けて出てきた……そんなことをするなんて、かなり動揺する一日だったんでしょうね。ずっとため込んでいたのを知っているもの。
オーエン：【泣き出して】これ以上耐えられなかったんだ。
ステラ：私たち、どうしたらいいと思う？（真実）
オーエン：わからないし、もうどうでもいい。かまわないでくれ。今は心配ごとが多すぎる。

ステラ：私はただ――。

オーエン：【「共感」のメッセージを受け取りそびれて】言っただろう。くどくど責められたって、何の助けにもならないよ！　君が気にしてるのは学校のことだけだろ。どうせ俺は学費の小切手さ。

ステラ：【「支援」と「共感」を組み合わせて】オーエン、愛しているわ。あなたにとって大変な一年だったたって知ってるわ。私を遠ざけているように感じるけれど、これは一緒に解決すべきことだってわかっているわよね。だから、話し合いましょう。

オーエン：話し合う？　何を話せばいいのかわからないよ。何をすればいいのかもわからない。君にはどうすることもできない。さっさと出ていけばいいのさ。君一人のほうがうまくやっていけるだろ。もう放っておいてくれ！

ステラ：気が動転して、何もかもにいらだっているみたいね（共感）。でも、これまでも苦しい時期を一緒に乗り越えてきたのよ。過去に悪魔を一緒に退治してきたんだから、この状況にもなんとか対処できるわよ。

オーエン：俺に何をしてほしいのかわからない。

ステラ：知っておいてほしいのよ。私があなたのことを愛していて、どこにも行かないってこと（支援）。いつもそばにいるわ。次に何をすべきかを一緒に考えましょう。いつもと同じように。ねえ、休憩して、食事にしない？　それから落ち着いて、どうするかを考えましょう。私にもできそうなことがいくつかあるわ。授業料の援助が受けられないかどうか探してみるし、大学でパートタイムの仕事を見つけられるかもしれない。しばらく休学する方法だってある。あなたにも何かできることがあるかもしれないわ（真実）。でも今は何か食べましょう。お腹が空いたわ。

ステラは早いうちから、この危機が生じているあいだはオーエンに正面から「真実」に向き合ってもらうことはできないと気づいていました。かといって、オーエンの否認と怒りに同調したくはありませんでした。そこで妥協策として、夫への「支援」と「共感」を強調しつつ、それと同時に、いずれ落ち着いたらこの状況の「真実」に向き合わなければならないことをしっかりと伝えました。

「勝ち目がない」緊急事態

境界性パーソナリティ障害では、暴力が周りの人に向くことはあまりありませんが、自傷と自殺の脅しがよく見られます。状況によっては、命を脅かしかねない矛盾した状況に直面するかもしれません。

トムがハリーとつきあい始めて一年ほどになります。トムは大手の法律事務所に所属する二十八歳の弁護士で、公式に「カミングアウト」したことがありません。一方、博士論文を書き上げようとしている二十四歳のハリーは、十六歳のときに友人と家族に自分はゲイだと宣言して、受け入れてもらえたと感じていました。トムは、ハリーの多才さと情熱、個性的でいくらか無鉄砲なところに魅了されました。ハリーはハリーで、トムの知的で、自立していて、自制的なところに魅かれました。そんな二人ですが、トムにはハリーが子どもっぽい演技をしているように見えるときがあり、ハリーにはトムがどうしようもなく石頭で古臭く思えるときがありました。それがときどき二人の関係を脅かし、何度も別れてはよりを戻すことを繰り返していました。

最近の別れは、これまでよりも深刻に思われました。トムは何日かしてハリーに連絡してみましたが、通じませんでした。五日たって、やっとハリーから電話がかかってきました。要領を得ない発言をなんとか聞き取ったところ、睡眠薬を大量に飲んだばかりで、「さようなら」を言うために電話したとのことでした。この世で最後にトムの声を聞きたかった、と言うのです。

トムは恐ろしくなって、今から電話を切って救急車を呼ぶ、と伝えました。ところがハリーが異議を唱えました。トムがこのまま電話で話し続けなければ、家を出て、誰にも見つからないところへ行き、あとは薬の作用にまかせると言います。

「本当に僕のことを思っているなら、願いを聞いてくれるはずだよ。君がそうしないんだったら、僕たちの関係は偽物だったと証明することになるだけだよ」とハリーが言います。これまでの話し合いから、トムにはわかりました。自殺に反対しても、安心させようとしても、その他のやり方でも、実りはないのです。今のように薬が作用している状態では、なおさらでした。

「勝ち目がない」緊急事態にＳＥＴでアプローチする

「してもダメ、しなくてもダメ」の領域の舵取りは危険なものとなりがちです。ボーダーラインの人は、破壊的に行動すると脅しておきながら、放っておかれることを求めるかもしれません。そんな危機に直面する状況では、ボーダーラインの人の中にある矛盾した気持ちをその人自身によく見えるようにしたうえで、最も適切で理にかなった方法で（ここではスポックになります！）あなたが反応すると請け合うことが役に立つかもしれません。その人が伝えている相反するメッセージを指摘し、そして、本当にその人を思っての対応をするつもりだと説明するとよいでしょう。

右のシナリオでは、「勝ち目がない」緊急事態の中でもとりわけ極端な場面にトムは直面しています。この状況で何ができるでしょう？　何をするべきでしょう？　優先されるのはもちろん、差し迫った非常事態にできるかぎり素早く対処することです。そこでトムは、ハリーと電話でつながったまま、隣人のアパートメントまで走り、紙に事情を走り書きして伝え、ハリーの住所に救急車を呼んでもらいました。ハリーを電話越しに引きとめ、話し続けるように促しながら、救急車の到着を待ちました。救急隊員が玄関先に来ていると知ったとき、ハリーは怒りました。助けが到着したことを知ったトムはその機会をとらえ、ＳＥＴモードに切り替えました。

「私がどれだけ君を愛しているか、知っているよね。君のためなら力のかぎり、どんなことだってするよ（支援）。相当つらくないと、ここまでしないよね――将来にも目を向けないで、人生を終わりにするしかないって感じるなんて（共感）。

ハリー、理解しないといけないよ。何かがなされなければならなかった。助けを呼んだら大事に思ってない証拠だって、君は言ったよね。でも、助けを呼ばずにただ見ているだけで、君を死なせてしまったら？　それこそ本当に、大事に思っていないと示すことになる。どちらをとっても私は間違っていて、君を気遣っていないことになる。だから、ただ一つの理にかなった方法で対応したんだ。つまり、助けを呼んだ。君が怒っていることは理解できるよ。でも、生きてさえいれば、どうするかを合理的に考えて、決めていくことができるんだよ（真実）」

そこまで話したところで救急隊員が部屋に入ってきました。ハリーは病院に連れて行かれ、そこで回復しました。しばらくして、ハリーとトムは仲直りをしました。

この「勝ち目がない」危機の中で、トムには対応を遅らせる余裕はありませんでした。トムはハリーに「真実」を説明しています――ハリーが提示する選択肢はどちらも受け入れられるものではなく、ハリーの命を助けることが何よりも大切だった、と。そして、思いやりをこめて、理性的に、その決定が正当であることを伝えています。

ボーダーラインの人と対話をしていると、「してもダメ、しなくてもダメ」のシナリオがよく起こります。「支援」と「共感」を織り交ぜながら、バランスを取って、目にしている「真実」を淡々と伝えるとよいでしょう。そうすれば、あなたにとって大切な人の、怒りと防衛的な態度で反応しがちな傾向を、いくらかでも避けやすくなるかもしれません。

アクションステップ

◆必ずしもなんとかしなくていい

カーク船長と違って、あなたにはシステムをつなぎ変えることはできません。なぜなら、働きかけようとしているシステムが、書き換え可能なプログラムではなく、人間だからです。大切なその人は、要求をしてくるけれども、どう反応しても満足してくれない場合があります。あなたは要求をかわすことができず、その人の訴えにすぐにも取り組まざるを得ないように感じるかもしれません。そうした場面では、満足させられる答えがないかもしれないことを受け入れつつ、最適と思われる対応をとりましょう。安全と、実用性と、慎重さを優先します。

ジェフが遠くへ出張することになると、必ずシーラは、なぜ行かなければならないの、と泣きながら尋ねました。そのたびに、ジェフは誠実に「真実」を説明しました。遠くへ出かけるのも仕事の一部。その仕事が好き。いい収入になっている。でも、そうした説明にもシーラは泣きやむことなく、しがみつくばかりでした。あるときジェフは、出張が少ない仕事に転職するのはどうだろう、とシーラに聞いてみました。すると、シーラは怒り出しました。好きな仕事を、まるで彼女のために辞めるかのように話して、「罪の意識を抱かせる」と言うのです。そして、二人の今の楽しい生活を犠牲にしようとしていて、自己中心的だとも。

ついに、シーラの不安をやわらげられないことにジェフは気づきました。そこで、出張の前に「真実」を説明するのはもうやめようと考えました。その代わり、基本的に「支援」と「共感」の発言だけにするのです。

「君をとても愛しているよ。こんなにしょっちゅう離れないといけないのは、僕もつらくてたまらない（支援）。君はとても勇敢だね。僕がいない間に家で起こることすべてに耐えているんだもの（共感）。いつものように、毎晩電話するよ。もちろんできるだけ早く帰ってくる。そしてまた、僕たちの特別な時間を過ごそう」

ジェフは、シーラの不安を解消しようとすることはやめにしました。説明しても、自分の仕事に対するシーラの矛盾した姿勢は変わらないと気がついたのです。代わりに、シーラの心もとなさを理解し受け入れていると伝えるようにしました。また、できるかぎり「支援」と「共感」を通じて、彼女の不安をやわらげることにしました。

「勝ち目がない」問題を無理やり解消しようとはしない姿勢をもう一つ見ておきましょう。

つきあって三年目になるボーイフレンドのチャドと喧嘩をするたびに、二十六歳のローリーは母のモードに電話をかけ、愚痴をこぼしました。それから、チャドとの関係をどうすべきだと思うか、母に尋ねるのでした。ところが、母としてモードがどのように答えても、ローリーは動揺するのです。二人の関係はローリーのためにはよくないかもしれないと言うと、ローリーは泣いて、どれほど深くチャドを愛しているかを訴えます。かといって、チャドをかばい、ローリーも二人の喧嘩で何かしらの役割を果たしているのではないかと言うと、怒ります。そして、「実の娘よりも彼のことが大事なのね！」と非難するのです。

「勝ち目がない」罠にはまっていることにモードは気づきました。ローリー自身がどう考えているのか聞こうとしても、話題を変えようとしても、母親としての反応を求められるのです。要求をかわせなくて、向き合うしかなさそうです。そこで、尋ねられている側の苦境を描写してみせて、その苦境にどうしたら最もうまく対応できそうかを説明することにしました。

「ローリー、大好きよ。あなたは私の娘だし、あなたのことを第一に考えているわ（支援）。あなたとチャドはこれまでにも問題を抱えてきて、それが明らかにあなたを消耗させているようね。どうしたらいいか、わからないときだってあるわよね（共感）。私のアドバイスが欲しいときがあることも知っているわ。ただ、私が何か答えても、あなたをもっと混乱させるだけのような気がしてきたの。たとえば、別れなさいと言われているように感じることがあるって、前に話してくれたわよね。でも、別なときには、責められているみたい、とも話してくれた。私はあなたを愛しているし、チャドのこともよく知っているわ。だからどうも、私は本当の意味で客観的に眺められないみたい。それで、これからはアドバイスを控えようと思うの。そうね、チャドと二人で、セラピストと話し合ってみてもいいかもしれないわね。セラピストなら、本当に客観的にあなたたちの関係を眺められるはずよ（真実）」

「勝ち目がない」状況に置かれた母としての立場をローリーにわかるように伝えたうえで、

モードは、なぜそのように対応しようと考えるのかを説明しています。この例では、対立から身を引くことを選びました。

「勝ち目がない」状況を解消しようとしても、たいていあまりうまくはいかないので、それを避けるか、取り合わないでおけるなら、それもよいでしょう。あるいは、どうしても反応を求められているように感じるのでしたら、あなたに与えられている満足のいかない選択肢をその人にわかるように描写してみせてから、その状況の中でどう対応するのがベストだとあなたが感じるのかをはっきりと伝えてもよいでしょう。ただし、「真実」で答えるときには、必ずそれを「支援」と「共感」で膨らませましょう。

◆論争を終えるタイミングを知る

説明しすぎず、同じ主張を繰り返さないようにしましょう。その人の現実的ではない立場を崩してもかまいません。あなた自身の行動を正当化してもかまいません。しかし、感情が高ぶって理屈が通じない状況になったときには、それに気づけるようになりましょう。ボーダーラインの人が対立的な姿勢を強めているか、同じ会話を繰り返しているのでしたら、それ以上話し合っても意味がありません。そうした場面では、たとえ問題が解決していなくても、話し合いを終わらせるべきです。状況が穏やかになるか解消するまで待って、あらためて向き合いましょう。

十六歳のケリーは、ずっと母を守ろうとしてきました。母のコーラは、二つ以上の仕事を掛けもちしながら、女手一つで母娘二人の生活を支え続けてくれました。コーラは虐待のある家庭で育ち、思春期から親元を離れて独りで暮らし始めました。十代の頃は、学校のオーケストラでフルートを吹くことだけが楽しみでした。でも、その楽しみも、学校を中退すると同時になくなりました。今では、娘のケリーがコーラにとっての一番の慰めでした。

母の母親役をこなさなければならない、と、ケリーは早い時期から感じていました。それは、母が発作的に怒りを爆発させて泣きじゃくるようなときです。努力して、学校でよい成績を維持し、家事を手伝い、パートタイムの仕事もしました。あるとき、古いフルートを見つけた母が、それをあげるからレッスンを受けなさい、とケリーに言いました。練習する時間はほとんどありませんでしたが、言われるとおりにしました。

でも次に、学校の吹奏楽団に入るためのオーディションを受けなさいと言われると、ケリーは尻込みしました。時間があるときにフルートを吹いてリラックスするのは楽しいけれど、吹奏楽団に入るほどの時間はない、と説明しました。するとコーラは怒鳴ってふてくされました。「勝ち目がない」ジレンマに巻き込まれている、とケリーは感じました――要求を拒否すれば、母は相変わらず怒りと引きこもりを繰り返しますし、ケリー自身も罪の意識を感じます。でも同意したら、友だちと一緒にいる時間も、自分だけで楽しむ時間もますます減ってしまいます。

二人ともそれ以上話し合うのを避けたまま、数週間が過ぎました。その頃までには、吹奏楽団のオーディションも終わっていました。ケリーは引き続き自宅で、特に母が近くにいるときにフルートを演奏しました。ケリーの提案で、季節ごとに学校で行われるコンサートに二人で出かけることにしました。

レッスンを受けると同意することで、ケリーは「支援」を示しました。フルートに対する母の思いを受け止めて「共感」を示そうともしました。しかし、「真実」を提示しても、論争が繰り返され、行き詰まるだけでした。話し合いを続けても無意味でした。ケリーは母を失望させたことに罪の意識を感じましたが、自分のニーズを犠牲にせずに母をなだめることはできないということを受け入れました。そして、対立を避けて遅らせることで、衝突が解消されることにも気づきました。二人で一緒にコンサートに出かけようと誘うことで、母を慰めることができたのです。

◆準備を整えてから話し合いに臨もう

気持ちが強く刺激される領域に立ち入ることになるとわかっているのでしたら、対立に備えて準備しておくとよいでしょう。大切な人の反応を予想しましょう。また、頭の中でＳＥＴの考え方を復習する、深呼吸をする、あなたのボタンが押されたときでもコントロールを失わないための方法を考えておく、なども役に立つでしょう。

他の女性に宛てた思わせぶりなメールの送信記録が、マットの携帯電話にたくさん残っていました。目にしてしまったからには、エイミーとしては話をしないわけにいきません。はじめは、このまま結婚生活をやめてしまおうかとも考えました。でも、少し時間をとって頭を冷やし、夫とどう向き合うべきかを考えました。話を切り出せば、マットはまず防衛的になるに決まっています。それから、他人の携帯電話を「のぞき見」したと言って怒るはずです。エイミーは、夫と正面から向き合う場面を繰り返し頭の中で練習しました。

予想される最初の反応をやわらげるために、「支援」発言を用意しました。あなたを愛しているし、あなたが愛してくれていることもちゃんとわかっていると伝えよう。次に「共感」も取り入れよう。このところお互いに仕事のプレッシャーが大きかったこと、親密な時間を十分にとれなくて欲求不満がたまっていたことを理解していると伝えよう。そのあとで懸念事項を伝えよう。これをエイミーは何度も練習しました。

夕食後の静かな時間を待って話しかけました。今朝、あなたが携帯電話を忘れていったのを見つけたわ。電話して知らせようと思ったの。そうしたらテキストメールが目に入って、どこかの女性とやりとりしている記録だったわ。私はあなたのことが大好きで、結婚生活を続けたいと思ってる。だからどうしても尋ねないわけにいかない。私のことをどう思っているの？　その女性のことは？

マットは、女性と交際していることを認めました。そこでエイミーは、その女性にはもう連絡しないように、そして夫婦カウンセリングに参加しようと主張しました。エイミーは、傷つき痛みを感じていることが自分でもわかりました。それでも、マットと一緒に取り組んで、この亀裂を修復したいと思ったのです。

感情を揺さぶられる場面に正面から向き合おうとすると、コントロールを失いがちです。怒りを抑えられないかもしれません。発言しても、かえって状況を悪化させてしまうこともあります。ボーダーラインの人の防衛的な態度や反撃に気を取られることもあるかもしれません。感情を揺さぶられる対話を大切な人とする場面が予想されるのでしたら、アプローチの仕方を考えておきましょう。状況にどう対処するか、繰り返し練習しましょう。あなたの発言にその人はどんな反応を示しそうですか？　それに対してどのように応えるとよさそうですか？　予想して頭の中に台本を用意しておくと、感情のコントロールを保ちやすくなるでしょう。

◆その人の反応を予測してみせよう

大切な人がある状況に対してどう反応するかを、過去の経験に基づいて予測できる場合があります。予測してみせると、ボーダーラインの人も自分自身の行動を理解しやすくなるでしょう。それだけではありません。本人にとっては見通しの立たない衝動と思えるものが、実はちゃんと予想できて理解できるものだということも示せます――「来週の木曜日に仲間たちとまたゴルフに出かけてもかまわないって言ってくれたね。でも、覚えてる？ 前回出かける前には、君はどんどん怒りを募らせていった。最後には、出発するはずの日に、本当に怒って自分自身を傷つけてしまったよね。またあんなことにならないように、今のうちに話をしておこう」

また、日常生活の妨げとなるような行動のリスクを予測してみせると、反抗的ではあっても、より健康的な反応を引き出せる場合もあります。

まずい。妹が町に来ている。しかも、息子の誕生日プレゼントを届けに立ち寄りたいという。ミルトンが思わず緊張します。妹と妻のベラは、最初から犬猿の仲なのです。顔を合わせるたびに、険しい視線を交わすうちにけなし合いになり、大声での論争になることもありました。なんとか喧嘩しないでほしいとこれまでベラに懇願してきましたが、うまくいったためしがありません。

そこでミルトンは考えました。妹がじきに訪れるとベラに伝える際に、方法を変えてみよう、と。「ベラ、君と妹が揃うと、君がつらい思いをするよね。見ていたたまれないよ。妹が君にひどい態度をとってきたことは知っているよ。それで、今度も君が冷静さを失って爆発してしまいそうな気がするんだ。そうなると、またみんなで息子の前で好ましくない場面を演じてしまうんじゃないかな」

そう伝えられたベラは、義理の妹に対して感じていた怒りの一部をミルトンに向けました。そして、思いました。『私がどう行動するかを予言するなんてとんでもないわ。そんなことで夫を満足させてたまるもんですか。予想どおりに行動すると思ったら大間違いよ！』。夫からのこの挑戦に対して、ベラは、気味が悪くなるほど親切に振る舞って、義理の妹が皮肉な中傷をよこしても無視しました。夫の失礼な予想に対抗するために、責任ある行動をとると決めたのでした。

大切な人が見せてきたパターンやそれまでの反応を指摘すると、本人も、**今現在の**反応を超えた大きな視点から状況を眺めやすくなります。過去の反応を振り返り、将来の姿勢を予測してみせることで、視点が広がるのです。「勝ち目がない」ジレンマを自らつくりだしてパートナーを巻き込んでいる様子を、ボーダーラインの人自身が理解できるようになります。ただし、「真実」の予測をする前には、必ず「支援」と「共感」の発言をしましょう。「真実」だけを切り離して、「ほらまた繰り返す」、「同じことばかりしている」などと言えば、怒りを買うだけでしょう。

◆何ごとも一貫させよう

ボーダーラインの人はどうしても白か黒かで問題を解決せずにはいられないため、矛盾があると、大きないらだちの原因になります。信頼を築くことが難しくなり、限界が絶えず試されるでしょう。そこで、大切な人にとってしばしば欠けているものを、あなたが提供しなければなりません。しっかりと宣言された、不動で、拠り所にできるような境界線を設定するのです。ただし、あなたのほうで貫き通す覚悟ができていない「線引き」はしないようにしましょう。

二十六歳の息子のフレッドをどうするかで、ポーラとミッキーの意見は一致していませんでした。フレッドは転職を繰り返したあと、ほとんどの時間を実家の自室で過ごしていました。単科大学を中退してから、そんなふうにしてこの五年が過ぎました。うつ病でつらい、不安だ、と不平を言います。でも、助けを求めたがりません。ミッキーはしょっちゅう頭にきて、フレッドを家から追い出すと脅します。すると、ポーラはミッキーに落ち着くように言います。ミッキーの脅しが本気ではないことを全員が知っていました。

それでもとうとう、どうにかすべきということで、ポーラとミッキーは合意しました。二人が共に支持できる計画を立てなければなりませんでした。フレッドに提案したらそれを最後まで貫こうと、お互いの決意も誓い合いました。それから、フレッドも交えて三人で落ち着いて座り、ミッキーとポーラから計画を伝えました。まず、フレッドはうつ病と不安のための助けを求めなければなりません。治療代を親が出します。フレッドが希望するなら、医師のところへ一緒についていってもかまいません。もし助けを求めるのを拒否するなら、フレッドがアパートメントを探して実家から出るのを親が助けます。その場合、はじめの三カ月の家賃を親が払います。ミッキーとポーラは二カ月先に具体的な日付を設定し、両親の求めをフレッドが拒否するなら、その日に引っ越して出ていくのだと言い渡しました。そうしたことすべてを紙に書き出し、フレッドの目に入るようにしました。

この家族の場合、一貫性をもたせるためには、計画について両親の意見が一致していることが何よりも重要です。一人がもう一人の立場を覆してしまっては、「真実」をフレッドが受け入れるうえで必要な一貫性が失われてしまいます。まず、ポーラとミッキーが自分たちで合意できる案を作成し、それによって起こりうる事態や長期的な展望を検討しなければなりませんでした。次に将来を見越して、フレッドを励ますような、二人で貫き通せる計画を立てました。また、計画を立てると同時に、場合によってはフレッドを家から追い出すしかないという選択肢も受け入れる必要がありました。さらに、限界をはっきりとさせるための時間枠も必要でした。なお、計画を示すにあたり、フレッドが変更を提案してきたら、どんなことにでも耳を傾ける心積もりもできていました。そのうえで、長期的な結果が見通せるような一貫した構造を打ち立てることこそ息子を助ける最善の方法だと、ポーラとミッキーは認識したのでした。

◆投影された感情によって、あなたの自己価値にけちをつけられないようにしよう

ボーダーラインの人には怒らずにはいられないときがあって、一番安全なターゲットとしてあなたに怒りが投影されることもあるでしょう。また、無条件に受け入れてもらえるかどうかを確かめようとして、絶えずあなたを試すかもしれません。そんなときには、中傷されてもそれをそのまま受け取らないようにしましょう。糾弾されている状況の中でもあなたが健全な自尊心を維持することが、あなた自身だけでなく、大切な人との関係にとっても重要なのです。

上司と激しく言い争ってぎくしゃくした長い一日を終えたラリーは、帰宅すると猛烈に

怒り出しました。ハワードが夕食の準備を始めていなかったからです。ハワードが説明しようとしました。僕も遅れて、たった今帰ったところなんだ。それに連絡がなかったから、ラリーが何時に帰ってくるかわからなかった。ところがラリーはまったく聞く耳をもちません。怒りが収まらず、二人の関係の中で、ハワードは何一つ責任を負っていないと不満をぶつけます。そして最後に、その日職場でどれほど腹が立ったかを話しました。そのときにハワードは、これはいくら「真実」を説明しても何の役にも立たないと気づきました。そこで、「支援」と「共感」に目を向けることにしました。

ハワード：ラリー、それは大変だったね。職場でひどい一日を過ごしたんだね（共感）。

ラリー：最悪だったよ！　それなのにお前は役立たずだ。俺が一人ですべてをこなさなきゃならないみたいで、もううんざりだよ。

ハワード：【怒りで反撃したくなるのをこらえて、「支援」発言がもっと必要だと感じながら】僕も力になりたいよ。座ってリラックスしてて。何か食べるものをこしらえるから（支援）。

ラリー：知るか！　腹なんか空いてない。もう放っておいてくれ！

すごい勢いでラリーが別の部屋へ行ってしまったあと、ハワードは思いました。以前なら、こんな状況になってもラリーに向かって話し続けたものだ、と。でも今回は理解していました。ラリーの一方的な非難から自分を守ろうとしても、ラリーの怒りを強めるだけです。ラリーの怒りを静めようとするよりも、ゆとりをもたせたほうがいいようです。それに、ハワード自身にもゆとりが必要でした。彼自身の心も打ちのめされていたのです。ラリーの怒りをやわらげようとあんなに努力したのに、ぼろぼろにされた気分でした。ハワードは時間をかけて、対話を振り返りました。すると、ラリーの怒りはラリー自身のいらだちによるものだと認識できました。彼自身のことを正確に描写したものではありませんでした。

ハワードは静かに座って、しばらくただ呼吸していました。それから、二人分の夕食を用意して、一人で食べ始めました。しばらくしてラリーがキッチンに戻ってきて、不機嫌な様子で食べ始めました。その晩はお互いに黙ったままでしたが、次の日、ラリーが謝ってきました。

◆あなた自身のニーズと動機をよく吟味し、尊重しよう

勝ち目がないなら退いてかまいません。話し合いをして行き詰まったのでしたら、一歩下がって距離を置きましょう。別な部屋へ行くのもよいでしょうし、散歩に出かけても、ドライブに出かけてもよいでしょう。

動きを遅くするのもひとつの方法です。圧力に負けて、「はい」または「いいえ」と答えてしまうよりも、（断言を避けて）「ひょっとすると」、「考えておくわ」、「折り返し連絡するよ」などと言いましょう。

あなた自身のニーズと動機もよく調べましょう。相手を救いたい、ヒーローになりたいといったニュアンスがどこかにあるかもしれません。ときには、どれほど力を尽くしても、その人との関係がうまくいかない場合もあります。境界性パーソナリティ障害という病の鎧を溶かすことも捨てさせることもできなくて、その人の内面にある美しさを引き出せないかもしれません。苦しんでいるその人を救えるのは、もしかしたらあなたではないのかもしれません。

◆

境界性パーソナリティ障害のある人との関係の中で直面する困難の多くには、「勝ち目がない」ジレンマが染み込んでいます。腰までどっぷりと浸かってしまってから気づく場合もあるでしょう。しかし、ひとたび気づいて、この章でお伝えした戦略を使って抜け出すことができれば、それはあなたにとっても、あなたの大切な人にとっても有益です。

ただし、ジレンマに伴うボーダーラインの人のいらだちが続くようであれば、爆発する怒りへの対処が主眼となるかもしれません。次の章で、ボーダーラインの人の怒りについて探ることにしましょう。

第5章 怒り

境界性パーソナリティ障害に見られる怒りと上手に接する方法を考えていきましょう。ボーダーライン特有の気質から生じる怒りは、他の怒りの行動と比べて、現れ方がいくらか違います。たいてい突然で、予測が立たず、爆発的です。いらだちが徐々に募る様子は観察できないかもしれません。向かってくる姿は見えません。線路がきしみ始めるわけでもなく、警笛も鳴りません。いきなり目の前に轟音を響かせる破壊的な列車が現れるのです。ゼロから百に、氷から火に、稲妻のように瞬時に、あなたにとっては何ともないような発言や行動がきっかけとなって、その人は豹変するかもしれません。怒られるほうにすれば驚きです。ところが、こうした急激な怒りに、実はボーダーラインの人自身も同じくらい戸惑うことがあるのです。
気がつくとあなたも、ボーダーラインの人のジェットコースターのように不安定な感情――興奮した怒りから沈黙の引きこもりまで――に反動的な強い感情で反応しているかもしれません。怒りをぶつけられれば防衛的に怒りたくなるものです。相手が引きこもれば、触れないでおくのが無難、とつい尻込みします。しかし、両極端に振れるのではなく、あなたがいくらかでも中庸でいられると、それが二人にとってはベストです。大切な人が怒りを爆発させたら、また、あなた自身の中でいらだちが猛烈に高まっているのを感じたら、十二世紀の哲学者で医師でもあるマイモニデスの『迷える者のための道案内（*The Guide for the Perplexed*）』の知恵を借りるとよいでしょう。

およそ人間の備えるあらゆる性質の中で、中道こそが正しい道である。たとえば、激しやすく怒りっぽいのはよくない。逆に、死人のように無感情なのもいけない。むしろ中道を行こう。気持ちを均質に保って、真に正当な時のために怒りを取っておく。それが賢者のたどってきた道である。

ボーダーラインの人に特有の怒り

衝動的な怒りの爆発は、たとえば双極性障害、物質乱用、別のパーソナリティ障害など、他の病でも見られます。ただ、境界性パーソナリティ障害では、怒りを予想できないということが予想されます。また、一貫して、一貫しないパターンになります。怒りが内側に向くと、自傷的な怒りから、カッティング、火傷を負う、物質乱用、危険で無茶な性行為、あるいはその他の自己破壊的な活動につながるかもしれません。そうした振る舞いがうつ病と関連づけられることもあります。しかし、怒りが外側に向くと、うつ病と関連づけられることは少なくなります。つまり、怒りが誰かに投影されるときには、悲哀の感情がそれほど伴いません。となると、もしも、うつというものが内側に向けられた怒りであるなら、ひょっとすると怒りは、うつが外側に向けられたものと言えるのかもしれません。

さまざまな理由で怒りは発生します。たとえば、支配のための手段になっているかもしれません。そうしたケースは多くて、怒りによってパートナーを常に用心させることになります。

この仕組みが働いていると、パートナーの側は、自分が譲らないと関係が終わってしまうと感じるかもしれません。あるいは、ボーダーラインの人を安心させて、落ち着かせなければならないと感じるかもしれません。不当に扱われた過去がボーダーラインの人にあるのでしたら、その人は怒りを使って対人的な親密さから身を守ろうとしているのかもしれません。以前に誰かに近づいて傷ついたことがあるからです。そうしたケースでは、あなたもいずれ必ずその人を傷つけるだろうという不信に満ちた恐れを、その人の怒りは表しているのかもしれません。あるいは、見捨てられるに違いないという恐れから、あなたを押しやって「さっさと終えてしまう」ために、怒りで身構えているのかもしれません。怒りを表すことが、そばに居続けるあなたの決意を試す、ある種の試験になっている場合もあります。怒りの攻撃にあなたが耐えられるかどうかを見ているのです。なかには、過去のひどく苦しかった人間関係を再上演せずにはいられないということを、怒りが伝えている場合があるかもしれません。つまり、対立を引き起こして状況を再現し、その中で立場を逆転させるのです——「私は動揺していない。動揺しているのは**あなたのほう！**」と。

ボーダーラインの人の怒りは通常、外向きの爆発として体験されるでしょう。言いがかりをつけられ、有罪の烙印を押され、痛烈に糾弾されます。攻撃を耐え抜いて関係を維持することが、かなり困難な場合もあるでしょう。

爆　発

多忙な弁護士のスタンが几帳面できっちりしているのに対し、教師で、夫婦の幼い娘の母親でもある妻のマージは、夫よりも「自然体」であると自負していました。夫の小うるさいところをときどきからかいましたが、「こだわり」に怒ることもありました。あるときは法律事務所で昇進したことを褒めちぎったかと思うと、あるときは家族よりも仕事を優先することをばかにしたりして、姿勢が一貫していませんでした。そんなマージの反応が予測できずにいつでも変わりうるということを、スタンは学んでいました。

「ああ、よかった。夕食がちょうどできたところよ」。玄関に入ると、マージが笑顔で迎えてくれました。

マージについてキッチンに入っていきながら、「すぐ席に着くよ。でもその前に、クライエントに電話を一本入れないといけないんだ」とスタンが言います。

マージは、くるりとこちらを向いたかと思うと、いきなり「もう、いや！」と叫びました。目を三角にして、顔は真っ赤です。「いつだってクライエントのことしか頭にないじゃない！　家族のことなんて考えたためしがある？」。マージがキッチンを行ったり来たりし始めます。

「わかった、わかった。もう少しあとで電話するよ。落ち着いてくれ。さあ、夕食にしよう」

「もういい。やってられない。いつだって仕事優先。あなたとなんか食べたくない。顔も見たくない！」

「だから言っただろう、悪かったって。でも、仕事も重要だって知ってるだろう？　僕は家族のために一生懸命働いてるよ。それに、忘れないでくれ。その仕事のおかげで食事ができるんだ。こんな気違いじみた喧嘩なんかやめて、食事にしよう」

「つまり、私の気が狂ってるっていうのね」

「そんなことは言ってない」

「言ったわ。私の気が狂ってるって！」。マージはコンロの上にあったミートローフをつかむと、食卓に叩きつけ、料理はめちゃくちゃになりました。「このくそったれの料理も、どうせあなたの仕事のおかげでしょうよ！」。マージは部屋を飛び出していきました。

スタンが追いかけます。「君のこうした癇癪にはもう耐えられない！」。いらだちを抑えられなくなり、今ではマージよりも大きな声で怒鳴っています。ベッドルームまでついていきましたが、内側から鍵をかけられました。ドアをどんどんと叩きます。ドアを挟んでお互いに大声で怒鳴り合っているうちに、娘のアリソンが目を覚まし、子ども部屋で泣き出しました。

誰かの怒りから自分を守ろうとすれば、自然に「真実」を説明する発言になるでしょう。予想していなかった怒りの爆発に驚いたスタンは、あわてた謝罪と「真実」の説明を用いて、急いでマージの怒りを解消しようとしました。しかし、対決している興奮状態の中では、防衛のためであっても、ただの説明だとしても、「真実」は聞き取ってもらえません。そうした状況では、先に「支援」と「共感」の表現がこなければなりません。怒りの理由を、たとえそれが見当違いで、誇張されていて、理不尽なものだとしても、ひとまず受け入れて理解しなければならないのです。マージの反応は、マージの気持ちを表していました――もっと大きな問題として、スタンの家族とのかかわりについて感じることがあるのに、スタンは私の気持ちをちっともわかってくれない。そして、マージの怒りは爆発しました。マージには、興奮しているなかでも聞き取れるような「支援」と「共感」のメッセージが必要でした。しかし、スタンはコントロールを失って、自分の怒りの強さでマージを圧倒しようとしました。

火に火ではもっと燃え上がるだけ

怒りの炎と闘うために火を注いでも、炎を消すことはできません。誰でもやりがちなように、スタンも、なだめ、説明し、説得しようとしました。そして、怒りのエンジン全開のマージに働きかけたあとで、コントロールを失いました。ボーダーラインの人の怒りを目の前にして冷静さを保とうとしても、それは途方もない挑戦です。毎回うまくこなすなどということは、ほとんど不可能でしょう。それでも、突然竜巻に巻き込まれたときにそれに素早く気づくことができれば、忍耐強さを維持しやすくなります。緊張の高まりから離れるほうへ、つまり、マイモニデスが言う「中道」へとハンドルを切ることが、あなたの目標とすべきところです。その人が大声で叫んだら、柔らかい口調で話しましょう。ゆっくりと語りかけます。身体の動きは小さくします。非難しません。できることなら、論争となっている直接の問題から注意をそらし、それほど興奮しない領域へと向きを換えられるとよいでしょう。

するとと、もっと挑発されることになるかもしれません。心の準備をしておきましょう。というのも、怒りの炎を燃やし続けなければならない、と大切な人が感じている場合があるからです。そうしたときにあなたが燃料を注がないと、その人はいらだつかもしれません。いらだちを受け止めますが、意味のある反応をするのは、状況がもう少し穏やかになってからか、燃料が尽きてからにしましょう。その人があきらめたり、涙を流して感情を発散したりすれば、落ち着きが戻るでしょう。長広舌のさなかには危機をどうにかしようとせず、問題の妥当性を確認しましょう。最終的に何かを決めるのは、もっとあとの、嵐の勢いがおさまるときまで待ちましょう。

スタンも、マージの怒りにもっと生産的に取り組むことができます。はじめに耳を澄ますべきです。そして、気持ちを理解してもらっていないとマージが感じていて、「支援」や「共感」

の発言を必要としていることを示す合図を探します。「真実」発言は、あとでもっと落ち着いてからでなければ聞き取ってもらえません。

スタン：そうだね。電話ならあとでいい。夕食時には君ともっと一緒に過ごしたいし、アリソンが起きたら、みんなで一緒に過ごしたいよ（支援）。

マージ：【叫びながら】いつもそうじゃない。いいかげんにしてよ！　夕食がすっかりできているのに、あなたは仕事のことしか頭になくて、家庭や私たちのことなんて何ひとつ考えてない。あげくには、そうすれば許されるとでも思っているかのように謝るのよね。もうがまんできない！

スタン：【すぐには話さず、ひとまず待つ。気が立ってキッチンを行ったり来たりしていたマージがやがてペースを落とし、こちらを睨みつけたところで】ごめん。事務所の雑事に巻き込まれていて、君がしてくれていたことに十分気を配れていなかった。大変だったよね。仕事をして、ベビーシッターのところにアリソンを送り迎えして、それから帰宅して、夕食の準備から何もかもをこなしてたんだからね（共感）。

マージ：【涙があふれ、そしてまた怒りが燃え上がって】そうよ、すごく大変だったの。本当に。なのにあなたはこれっぽっちも手伝ってくれないじゃない。

スタン：【慰めようとして伸ばした腕からマージが逃げようとすることに反応しないで、代わりに、さらなる「支援」が必要だと感じながら】もっと気をつけるよ。絶対にもっとやるようにする。でも今は、僕たち二人にとってかけがえのないアリソンが隣の部屋で眠っているよね。彼女を起こしてしまいたくない。それに、君にとっては、よい母親でいることが何よりも大切な仕事だったよね（共感）。夕食のあとで、僕にもっとできそうなことや、二人でもっと何ができそうかを話し合おう。そうすれば、アリソンも含めて、みんなにとって状況をよくできるよね。

スタンは忍耐を保ち、応酬せずにいられました。反応を遅らせて、最初の怒りが収まるのを待ちました。「支援」と「共感」を使って対話をやわらげようとしました。自分を守ろうとも、マージの怒りをどうにかしようともしませんでした。そして、マージの注意を眠っている赤ちゃんのほうに向けさせて、怒鳴り声を弱めてもらおうとしつつ、よい母親としての自己イメージをマージが大切にしている点を強調しました。

デリケートな怒り

爆発ではなく、もっと目立たない方法で怒りが示される場合もあります。たとえば、絶えず「建設的」に批判されたり、皮肉なコメントを言われたり、志や業績を伝えてもたいしたことがないように扱われたりしたことはないでしょうか。ボーダーラインの人は、さまざまな言い方で怒りを否定するかもしれません――「冗談よ」、「考えすぎだよ」、「反応しすぎ」。

コントロールできていなくて状況に見合わないほどの強い怒りでしたら、それがその人の極端な行動で、あなたとはそれほど関係していないと合理的に考えることもできるでしょう。しかし、もっと目立たない形で表現されると、その主張はもっともらしく見えてくるかもしれません。「助けようと思って」、「君のためだよ」などと言われると、批判やコメントが実際には怒りの攻撃だと気がつかないかもしれないのです。代わりに、ボーダーラインの人の自己表象に他ならないそうした言葉を、あなたはそのまま受け入れてしまうかもしれません。つまり、無垢な人間があなたのことを心配し、あなたが罪滅ぼしをするのを手伝おうとしているだけなのだ、と思わされるかもしれません。「傷ついた」ボーダーラインの人が「建設的」な評価をすれば、あたかもその人が犠牲者に見えます。しかし実際には、そうした「建設的」な評価があなたを苦しめる場合もあります。いつのまにか複雑なサドマゾ的なダンスを踊っているかのようになって、もはや誰が誰を罰しているのかもはっきりしなくなるのです。

米軍慰問団が主催する親睦会で、ナンシーとライダーは出会いました。ライダーは陸軍を除隊されて故郷に戻るところで、その街の保育園にナンシーが勤めていました。内気なライダーにナンシーが言い寄って、二人はデートをするようになりました。除隊されたライダーは大工の職を見つけました。腕のある職人として、やがてチェスボードや机、他にもしゃれた家具を作って売るようになりました。四カ月たったとき、一緒に住もうとナンシーが提案し、六カ月後に駆け落ちしました。

数年すると、ライダーの木工作品が地元で知られるようになり、このサイドビジネスが繁盛しました。ナンシーも、勤めていた保育園の課長職に昇進しました。ただ、ナンシーは何回も浮気をしていました。ライダーは疑っていましたが、二人のあいだで話すことはありませんでした。実際、月日がたつうちに、ほとんど何についても話さなくなりました。自宅の中ですれ違っても、ほとんどお互いに気づいていないかのようでした。

ライダーは軍隊にいるあいだに仲間とお酒を飲むようになりましたが、結婚してすぐの数年はやめていました。以前には酔っぱらうのが好きでしたが、ナンシーをいらだたせるのではないかと恐れたからです。でも今では、酔いが回るのがかなりの楽しみになっていました。酒気帯び運転で二回目に捕まったあとに、裁判所から命じられて、まずリハビリテーションを受け、ついでアルコホリクス・アノニマス（ＡＡ）の会合に出席するようになりました。その集まりで、除隊になって以来久しく感じていなかった仲間意識を再発見しました。受け入れてもらい、つながり合っている感じを思い出したのです。

ライダーに対する不満を、ナンシーは主に距離を置くことで表現していました。ライダーが自分の木工作品を見せると、ナンシーはあきれた表情で「建設的」に批判するか、皮肉をこめて認めるかしました。ライダーが性的に求めても拒絶し、あとになって積極性が足りなくて男らしくないと言いました。ところが、ライダーが週に何度もＡＡの会合に出席するようになると、ライダーの活動に関心が向くようになりました。

当初、ナンシーはライダーの飲酒については基本的に無視していました。でも、今ではもっと批判的でした。ライダーのことを、お酒がないと気分が優れない「かよわい子猫ちゃん」と呼びました。特に批判したのは、「弱いAA仲間」に頼っている点でした。どうして毎晩のように会合に参加しないといけないの？　一人前の男なら、お酒ぐらい自力で断って、妻と自宅で過ごすんじゃない？　それから遠回しに、本当はゲイで、男が好きで、女性が相手だとどうしていいかわからないんでしょう、と言いました。

ナンシーのそうした批判がどんどん増えていくことに対して、内面に不安定さがあるライダーは無防備でした。打ちのめされた感じがしましたが、そうされて当然だとも感じました。ナンシーの不平不満に押されて、会合に通うのをやめました。AAのスポンサーから提案をされても無視しました。でも、そうしてライダーが以前よりも自宅にいるようになると、ナンシーは関心を失いました。

何カ月か断酒をしたあとに、ライダーはまた飲み始めました。はじめは隠していましたが、そのうち、お酒のビンがゴミ箱にあるのをナンシーが見ていることを知りました。ライダーがナンシーの浮気にうすうす気づいているのと同じで、ナンシーも見て見ぬふりをしていました。禁酒を続けられなかったことがライダーにとっての罰になると、ナンシーは心のどこかでわかっていました。でもやがて、それがナンシー自身にとっての罰となりました。ある晩、ナンシーの職場でパーティーが開かれたときに、そこへ明らかに酔っぱらったライダーが遅刻してきて、ナンシーが大恥をかくことになったのです。ライダーがナンシーに対する怒りを行動で表したのはそれがはじめてでした。

ライダーは、ナンシーの辛辣さを鵜呑みにして、自分には価値がないと感じているナンシーの気持ちを投影されたとおりに、つまりライダー自身に価値がないかのように振る舞うことで、ナンシーの言葉を裏づけました。自分の気持ちを主張できず、かといってナンシーの挑発と戦うこともできませんでした。代わりに、ナンシーの怒りを映し返して、パーティーで受け身ながらも敵対的な行動に出ました。そうした瞬間に、二人の役割は逆転しています――それまでナンシーはサディスティックに罰を与える人で、自己批判的で受け身のライダーを打ちのめしていました。そのライダーが今では攻撃する側になって、ナンシーに屈辱を与えました。こうして、二人の関係はより敵意に満ちたものとなってしまったのです。

目立たない怒りと闘う

気をつけていないと、あなたも静かな怒りに影響を受けるかもしれません。はじめは「役に立つ」提案のように見えて、しだいに言葉による非難に変わっていきます。しばらくすると、批判されて当然だと思えてきて、あなたの自尊心が損なわれるかもしれません。

個人の境界線をしっかりと確立できれば、投影による批判をされても、あまりにも簡単に受け取ってしまうことはなくなります。ボーダーラインの人の批判や非難については、ちゃんと聞き取っていることを知らせましょう。しかし、聞き取ったからといって鵜呑みにする必要はありませんし、反論する必要もありません。ボーダーラインの人の気持ちが満たされるかどうかについては、あなたに責任があると言われても、その前提には抵抗しましょう。

ライダーも、やり方によっては、自分のニーズを犠牲にせずにナンシーの怒りを扱うことができたかもしれません。そのためには、ライダー自身のニーズをはっきりと示さなければなりません（「真実」を話す）。同時に、自分のニーズを満たすとナンシーにどんな影響を及ぼしそうかという点で、「共感」も示します。もちろん、「支援」の発言と、ナンシーがそうした要請を理解してくれることへの感謝もあわせて伝えます。もう一つ、ナンシーを幸せにする責任は負えないということも、ライダーは受け入れなければなりません。

二人の困難にSETを使ってより生産的にアプローチするなら、こんなふうになるでしょう。

ナンシー：また集まり？　今週に入って三回目よ。飲み助仲間たちに依存しすぎね。でも、彼らがいつもそばにいてあなたの手をとって「飲んじゃだめ」と言ってくれるわけじゃないわ。どうしていつもその小さなグループが必要だって考えるの？　妻と家にいられないの？　自分一人でやるべきでしょう？　だいたい、たまにビールの一本や二本飲んだって死なないわよ。意気地なしにならないで。男らしくしなさいよ！

ライダー：【即座に反論したくなる衝動に抵抗しながら】家にいたほうがいいと思う君の気持ちもわかるよ。それに、僕がどうしてプログラムを必要だと考えているのか、その理由について君が納得していないこともわかってる。でも、禁酒し続けることが僕にとっては重要なんだ。そして、会合は実際、役に立ってる（真実)。僕がいないあいだ、君はつらいよね(共感)。僕も君と一緒にもっと楽しい時間を過ごしたいよ(支援)。でも、今はこれが必要なんだ――実際、僕たち二人にとっても必要なことだと思うんだよ。

受け身の怒り

もっと静かな方法で怒りが伝えられる場合もあります。パートナーに罪の意識や責任を感じさせて、ある種の罰を与えるようなことです。外向きのいらだちは、微塵も見せないかもしれません。

兄が二人いるエロイーズは、三人きょうだいの末っ子として育ちました。体格のいい威圧的な父親は、大規模なメーカーの経営者でした。その父が大声を響かせると、もの静かな母親の身体はひとまわり小さくなったかのようでした。父の家業を二人の兄が手伝っていました。エロイーズは美術館のギフトショップで働いていて、それほど遠くない位置に、彼女の一族からの寛大な寄附を記念する飾り版がありました。結婚する前に、過去にうつ病を患っていたことと自分の気質とについて、エロイーズはクレイグに話していました。でも、どんな障害物があっても二人の愛で乗り越えられる、とクレイグが約束しました。

当初、義理の父がぜひ自分の会社で働いてほしいと懇願しましたが、クレイグはそれを断って、チェーン展開する店舗の地域営業マネージャーの仕事を続けました。しかし、一族のビジネスへの参加を考えてみてほしいとエロイーズが言いました。そしてとうとう、クレイグが彼女の父や兄たちと話をして、一族のビジネスに参加することに決めたと伝えると、エロイーズは動揺しました。クレイグが彼女の家族とかかわることが心配だと言い、父がどれほど支配的かを伝えました。それから、長兄とこれほどよそよそしく距離を置き続けているのは、若いころに性的に虐待されたからだ、とも打ち明けました。

クレイグは動揺し、どうしたらよいかわかりませんでした。家業に参加する話は取り消すとエロイーズに伝えました。すると今度は、エロイーズが考えを変えました。給料がずっとよくなることはわかっているし、クレイグのキャリアという意味でも引き受けたほうがいいと言うのです。

一族のビジネスに参加してみると、はじめは楽しくて、よい仕事をしたぶんだけ報われると感じました。でも、時間がたつうちに、仕事を楽しんでいることをエロイーズに話せば話すほど、彼女はますます憤慨するようになりました。そのようにして、家業の会社に参加してから二十年がたち、今となってはすっかり身動きがとれなくなった気分でした。経済的な保障はありましたが、義理の父が押しつけてくる制限に怒りを感じていました。でも、去るにはもう遅すぎるとも感じていました。おまけに、年月とともにエロイーズはどんどんつらくなっているようです。

「本当に愛してくれていたことなんてあるのかしら？」とエロイーズは言います。「いいのよ。正直に言ってくれて。私とお金と、どっちがほしかったの？」と泣きながら尋ねるのです。「理解できないわ。どうしたらあんな男たちと毎日一緒に仕事をしていられるのか。あの人たちが私にどれほどひどい仕打ちをしてきたか、知っているはずなのに。これまでの人生でずっと傷つけられて虐待されてきて、それが今でも続いているみたいだわ」

どう慰めても、エロイーズは身を震わせて泣くばかりです。乗り気ではなかったのに、家族のビジネスに参加するようにとエロイーズ自身が後押ししたことを指摘すると、そのとおりだと反応します。すべて自分のせいだと。では仕事を辞めると主張すると、ますます泣き出します。クレイグは、エロイーズが何年も通っているセラピストのところに一緒についていくようになりました。でも、セッションのあいだ中、エロイーズに攻撃されます。そうした非難をセラピストが崩そうとしたところ、エロイーズは二度とセラピーに行かなくなりました。

「あなたも父や兄たちと同類ね」とエロイーズが不平を言います。「私のセラピーまで台無しにして、やめざるを得なくなったわ。みんなを私の敵にするんじゃなくて、私を助けてほしいのに。でもきっと、あなたのせいではないわね。私はずっとうつ病だったし。一生変わらないのよ」

クレイグは、エロイーズの不幸せな様子に罪の意識と責任をますます感じるようになりました。何を訴えられても謝り続けました。求められればどんなことでも実現して、書斎を模様替えすれば、新車を買えば、もっと大きな家に引っ越せば、愛する妻の気持ちがどうにかしてよくなるのではないかと期待しました。しかしエロイーズは泣き続けます。医者を変えても、セラピストを変えても役に立ちません。そのうち、自分がいないほうがクレイグの「人生がよくなる」とほのめかすようになりました。その言葉にクレイグはますます動揺し、自分自身がうつ病になっていることに気づき、精神科に通い始めました。

クレイグは妻を愛していましたが、どうしたら助けられるのかがわからず困惑していました。まず、エロイーズを簡単に治すことなどできないということを受け入れる必要がありました。次に、気分がよくなりそうなどんな試みにもエロイーズは反対するという点にも気づく必要がありました。そんなもの役に立たないと否定するか、さもなければ、心半ばに試みて、実りがなかったと涙を浮かべて宣言するかのどちらかなのです。

エロイーズは、受け身の怒りを絶望の姿勢で表現しています。また、彼女を慰めようとする試みを失敗させることで、クレイグにある種の罰を与えていました。そこで、それに対抗するために、クレイグはエロイーズに飼い犬のプリンセス（一種の移行対象として、失望の恐れを伴わずに可愛がることができます）に愛情を注ぐよう促しました。さらに、エロイーズが簡単に拒否できるような直接的な提案を避けて、代わりにもっと役に立つ「支援」と「共感」の言葉を伝えるようにしました。

エロイーズ：私なんて、どうせお荷物でしかないわ。わかってる。私がいないほうが、あなたにとってはいいはずよ。

クレイグ：違うよ、エロイーズ。僕は君の夫で、君のことを愛している（支援）。君がいなければ、僕は途方に暮れてしまうよ。君はつらいうつ病に苦しんできた。ときには本当に絶望していたんだろうね（共感）。でも、君は気丈で、あきらめないということも知っているよ。一緒に取り組んで、助けを探し続ければ大丈夫。君はプリンセスと遊ぶことが大好きだよね。他に何を一緒に楽しめそう？

逆向きの怒り

ボーダーラインの人の怒りが、完全にその人自身に向く場合もあります。あなたにとって、これはまた別のジレンマになるでしょう。あなた自身ではなく、その人が自分を守れるよう助ける必要があるかもしれません。とはいえ、ここでもやはり、壊れやすくて、たいていは恐ろしい感情に正面から向き合わなければならないでしょう。

物心ついたときから、怒りがたえない家庭でした。全員が怒鳴り合っていて、その中で、そうした不和は自分のせいだとグレッグは感じていました。彼はいらいらしていて、攻撃的でした。ともかく自分が「悪い」のです。

学齢期になり、いらいらと攻撃性がＡＤＨＤと診断され、リタリンを処方されました。役に立ちませんでした。高校でマリリンと出会って、恋に落ちました。

マリリンのそばでは怒りを抑えましたが、マリリンには怒りの片鱗が見えていました。ずっと一緒にいたいのなら、怒りの爆発は許さないと警告されました。でも、抑えようとしても大変です。あるとき、論争したあとについマリリンの腕を強くつかんだら、痛いと泣かれました。そして、今度またそんなことをしたら別れる、と言われました。

結婚して三年がたつころには、幼い子どもが二人いて、仕事上の責任も重くなっていました。人生で感じるいらだちも大きくなり、グレッグは悪戦苦闘していました。マリリンには、グレッグが怒っているときがわかりました。でも、声をかける必要はなく、グレッグは自分から歩き去って車庫へ行くだけでした。ふだんはそのまましばらく独りにしておきます。でも、子どもたちをおいて様子を見に行くと、ときどきグレッグは頭を壁に打ちつけたり、腕にハサミを突き立てたりしていました。干渉しようとすると、口ごもりながら、「俺はともかくだめな人間なんだ」と言って抵抗します。意識がもうろうとしているようでした。現に、落ち着いてみると、自分を傷つけていたことを覚えていないと言うこともありました。血を見るか痛みを感じ始めるかして、やっと「目が覚める」ようでした。

はじめは精神科医のところへグレッグがひとりで通いました。途中から、マリリンも付き添うようになりました。安定剤のおかげでグレッグの気質は穏やかになりました。それから、グレッグが怒りを感じたときに役立ちそうな戦略を一緒に考えました。グレッグのいらだちが高まっているのをマリリンが感じたら、柔らかい口調で話すようにします。子どもたちから離れた静かなところに二人で座って、照明の明るさを落とします。「支援」と「共感」の言葉をかけてもらうと、グレッグの気持ちはやわらぎました。マリリンはボウルいっぱいの氷をいつでも冷凍庫に用意しておくようにしました。痛みの刺激が必要だとグレッグが感じたら、氷の中に深く手を入れて、冷たさを感じるのです。何を経験していて、何に怒りを感じていたのか、グレッグはあとから日誌に記すようにしました。

境界性パーソナリティ障害の怒りはさまざまな形で表れます。怒りへの対処は、大切な人との関係における大きな課題の一つと言えるでしょう。ボーダーラインの人に特有の怒りに傷つき、自分を信じられなくなり、自己価値を打ちのめされるかもしれません。罪の意識や、その人に対する責任を感じたりするかもしれません。目標とするのは、そうした葛藤をやわらげることです。もっと穏やかな、ある意味、鈍感とも言える領域へと二人で動いてみましょう。そうすれば、もっと落ち着いて考えられるようになります。

アクションステップ

◆クールでいよう

話に割り込んで反論しないように気をつけましょう。ボーダーラインの人の長広舌が終わるのを待ってから反応します。その人の怒りに、同じような怒りで反応してはいけません。叫んでいるその人に向かってもっと大声で叫んでも、火に油を注ぐだけです。目立たない批判も同じことで、受け身だけれども攻撃的な言動で応じると、対立を長引かせるだけです。

◆支援するが同調しない。頼られる人になっても共依存にはならない

ボーダーラインの人の立場を理解したからといって、その人の解釈に同意する必要はありま

せん。状況説明を支持する必要もありません。

うちの五歳の娘を、近所に住む男の子がいじめている。間違いない。男の子の両親ときっちり話をつけてきてほしい。道を歩きながら、ビアンカが夫に求めています。

ビアンカ：娘を大切に思っているなら、今すぐにあの両親のところへ行って、息子の行動を罰するように言ってくれるはずよ。

ウーマー：ちょっと待って。まだはっきりとは何も――。

ビアンカ：ウーマー、あなたが臆病すぎて家族のために行動できないんだったら、私が行って対処してくるわ。

ウーマー：もちろん、その件に関しては心配になって当然だよね（共感）。僕たち二人とも、サマンサのことを守りたいと思っているし、君と同じくらい僕も気になっているよ（支援）。ただ、先にサマンサの話をもっと聞かないといけないんじゃないかな。男の子のことを「いじわる」だって言ったけど、それだけじゃ、何を言おうとしていたのかよくわからないよ。男の子が本当に問題を起こしているんだったら、両親に連絡して話し合うよ。でも、子どもたちの前じゃないほうがいいよね（真実）。

◆それほど感情的ではない領域に対話の焦点を移す

怒りがどうしてもおさまらないようでしたら、それほど感情的にはならないテーマや、共通の懸案事項に注意を向けるとよいかもしれません。先ほど見た例の中では、スタンはマージの注意を娘への気遣いへと移し替えました。周りの人たちが二人の対立についてどう思うかに関心を向けてもらうという方法もあるでしょう（「お客さんたちに聞こえていそうだよ」、「家族がどう反応すると思う？」）。あるいは、関連があるけれども少し別な点に注意を移すという方法もあります。主題を完全に変えてしまうと問題を無視しているように見えるかもしれませんが、関連していて、たとえば子ども、仕事、信仰、家やその他の共同義務についての懸案があれば、争点から離れて協力的に考える方向へと進みやすくなるでしょう。

◆「支援」と「共感」を先に強調する

ボーダーラインの人は、怒っていると、物事が落ち着くまでは「真実」を伝えられてもそれを聞き取れないかもしれません。まずは、目指しているものが同じだという点を先に示しましょう。

◈自尊心を失わないでいよう

「あなた」について、ボーダーラインの人が行うネガティブな投影を、疑問をもたずにそのまま受け取ってしまわないようにしましょう。大切に思っている人から批判され、そしられ、信念を崩されかければ、あなた自身の自己価値を保ちにくいかもしれません。ですから、大切な人のそばに居続けるためには、ポジティブな影響を及ぼしてくれる他の何かが、あなたの人生にとって不可欠です。信頼できる友人やカウンセラーなど、話し合える相手が必要かもしれません。話を聞いてくれる誰かに、あなたがどんなストレスを抱えているのか、声に出して伝えると役に立ちます。趣味やスポーツに打ち込むことや、気持ちが満たされる別な関心事があることも、ポジティブなフィードバックになるでしょう。周りにそうした支援的な人たちがいて、興味の対象もあれば、安心でき、気持ちが軽くなります。大切な人との関係でときに疲れ果ててしまっても、バランスが取りやすくなるでしょう。

◆公平に戦おう

その人の怒りを病気や医学的条件によるものと考えないようにしましょう。意味なく状況を悪化させるだけですので、「どうやら今日は薬を飲まなかったみたいね」、「生理中なんだろうね」などと言わないようにしましょう。

周囲には話さないような内密の情報も論争中に持ち出さないようにしましょう——「お母さんにそっくりだね。暴力的で虐待的だったってことだけど、君もそうなるに違いないね」。そうした発言は裏切りと見なされて、信頼を壊しかねません。

しかし、公平に向き合う際には、ボーダーラインの人の怒りがあなたをどれほど傷つけるか、それを伝えてもかまいません——「私を本当に傷つけようとしているのでなければ、どうしてそんなことが言えるの？」

◆あなた自身の境界線をはっきりさせて、大切な人とあなた自身を区別しよう

提供できることの限界を知っておきましょう。その範囲内でしか「支援」も「共感」も差し出すことはできません。「真実」、つまり実際の状況によって結果は変わってくるかもしれませんが、あなたにはそれをどうすることもできない場合があるということです。

境界性パーソナリティ障害における「あなたなんて大嫌い」の部分に耐え抜くことは、大切な人との関係を続けていくうえで、最も困難な挑戦と言えるかもしれません。ボーダーラインの人の行動はこの障害による症状の一つであって、痛みから自分を守るためにその人が身につけた方法だという点を理解しておきましょう。あなたを貶めるためだけに発言しているのではないのです。そうした攻撃に根気強く接しながら、それが必ずしもあなた個人に向けられたものではないと知っておくと、苦しい時期を切り抜けやすくなるでしょう。この章で取り上げた戦略がここでは役に立つはずです。そしてまた、時間がたてば怒りも弱まると理解していれば、大切な人との関係を続けていくために必要な忍耐力をもちやすくなるでしょう。

◆

次の章では、見捨てられることに関して生じてくる恐れを取り上げます。これは、この章で扱った拒絶的な怒りの裏面に当たるものです。境界性パーソナリティ障害のその側面にどう対処すればよいかを見ていきましょう。

第6章 見捨てられる

人々との不和を生むボーダーライン特有の怒りには、その裏返しとして、見捨てられて孤立することへの恐れがあります。この二つの感情は、ボーダーラインの人に実際あまりにもよく見られるので、私はそこから思いついて、最初の共著のタイトルを*I Hate You—Don't Leave Me*（大嫌い、行かないで）（邦訳『境界性人格障害（ＢＰＤ）のすべて』）にしました。同じタイトルの歌を、デミ・ロヴァートがうたっています。歌詞に描かれた女性は、抱きしめてほしいのに触れられたくもなく、混乱した関係はいつもつらい終わりを迎えるのです——「愛してくれる人はみんな去っていく」。

ボーダーラインの人は、特有の怒りであなたを押しやるのと同じように、置き去りにされる恐怖から、苦しいほど近くにあなたを引き寄せるかもしれません。独りになることを恐れてパニックに陥り、閉所恐怖症のようにしがみつきます。求められるものが矛盾していて、あなたは混乱するかもしれません――その人は猛烈にあなたを拒絶したかと思うと、距離を縮めて安心させてほしがり、くるくると態度が入れ替わるのです。ボーダーラインの人の見捨てられ恐怖はたいてい、過去の失望や、幼い時期に何かを奪われた体験によるものです。物理的な距離が広がることへの不安だけではありません。感情面で距離を置かれることからも、そうした苦痛は生まれるかもしれません。

その人のそうした不安は、完全には消せないかもしれないということを理解しましょう。ずっと抱えてきた恐怖をやわらげられるのがあなたで、しかもあなたしかいないと嘆願されれば、そう信じたくなるかもしれません。ヒーロー役を演じるのはいつでも気分がよいものです。しかし、安心材料をどれだけ提供しても決して十分ではなく、完全に末永く穴を埋めることはできません。それでも、この章で見ていく技法を使うことで、パニックを緩和することは可能です。そして時間がたつうちに、その人との関係をより健全な方向へと向かわせることもできるでしょう。

あなたは、ボーダーラインの人の見捨てられ恐怖をさまざまな形で体験することでしょう。たとえば、かまってほしがる、注意を引こうとする、破壊的に行動する、いらだって怒る、などです。上手に向き合うには、ボーダーラインの人特有の行動に気づけるようになると同時に、あなた自身のニーズと弱さと限界とをしっかりと受け入れる必要があります。

かまってもらいたがる

ボーダーラインの人は、たいていすぐに親しくなろうとします。心に空虚な感じがずっとあって、満たされるのを願ってやまないために、そのように振る舞うのです。気軽にちょっと紹介されただけで、初対面だった人に頻繁に連絡をし始めて、関係の新しさには不釣り合いとも言えるような個人的な細かい事柄を打ち明けるかもしれません。

やがては、ありもしない親しさを前提にして振る舞うようにもなるかもしれません。たとえば、まだお互いを知り始めたばかりだとあなたが感じているときに、ボーダーラインの人のフェイスブックのページを覗くと写真が山ほどアップされていて、かなりの関係があなたとのあいだでできているかのように宣言されているかもしれません。そのため、交際し始めて間もないころに「別れたら自殺する」などと言われてショックを受けることもあるでしょう。長く続くしっかりとした関係が出来上がってからでさえ、置き去りにしないと安心させてほしい、と大切な人から求められ続けるかもしれません。

猛スピードで親しくなろうとするそうした振る舞いは、長期的なつながりでも短期的なつながりでも見られます。それがボーダーラインの人に特有の行動だと認識することが重要です。また、関係の中であなたが個人的に感じる窮屈さにも気づいていなければなりません。あなた自身のニーズをあまりにもたくさん、あまりにも長く犠牲にしているのでしたら、二人の関係をいくらか修正するか、今の位置から一歩下がる必要があるでしょう。関係を守るためにこそ、それが必要です。

兄のユジーンを、キムはずっと尊敬してきました。三歳離れている兄はいつも優しく守ってくれましたし、ハンサムで、優等生で、運動神経も抜群でした。キム自身は内気で、丸ぽちゃで、それほど魅力的ではありませんでした。ユジーンが単科大学に通うために家を出ると、キムは見放された気分でした。ユジーンなしでは独りぼっちだと感じました。あれだけユジーンを溺愛していた両親が、キムのことはほとんど目に入らないようでした。

キムが高校生になってまもなく、母が乳がんと診断され、翌年に亡くなりました。妻に先立たれた父は、経営する製造業にますます時間を費やすようになりました。ユジーンが頻繁に電話をかけてくれましたが、単科大学での勉強と活動に夢中のようでした。キムは独りぼっちで、家族とのつながりは何ひとつないと感じていました。高校を卒業すると、父の事業を手伝うことになり、それほど技能がいらない事務職として本部で働き始めました。

そのころには、単科大学を卒業したユジーンが実家に戻ってきて、父の事業に参加するようになっていました。また、単科大学時代のガールフレンドだったレインとの婚約も発表しました。ユジーンとレインが結婚して半年たったころ、父が心臓発作で急逝しました。突然父がいなくなったことも恐ろしかったのですが、キムには、ユジーンを新妻とこれから増える家族に取られてしまうことも恐ろしくてたまりませんでした。心の拠り所から、さらに遠くへと引き離されてしまうのです。独りぼっちの気分が強くなっていくなかで、キムはますますユジーンに目を向けました。日に何度も本部から離れては倉庫まで出かけていって、そのためだけに適当に考え出した質問をしながら、ユジーンのそばで過ごそうとしました。「兄さんの顔を忘れそうになるのよ」などとも言いました。

ユジーンとレインの二人ともっと一緒に過ごすことをキムは主張しました。毎日のように電話をかけるか、遊びに行くかしました。「金曜の夜のひととき」と呼ぶものを自分で導入して、ユジーンとレインと一緒に夕食と映画を楽しむ「習慣」をつくり上げました。キムが言うには、キムがユジーンたちと親しくすることが、「父さんと母さんがいつも望んでいたこと」でした。友人たちとはいつ交流しているのかとユジーンが尋ねると、自分には友人よりも大切なレインとユジーンがいると答えました。

夫婦二人の生活へのキムのそうした介入に、はじめは忍耐強く友好的に接していたレインも、やがて、特に妊娠がわかってからは、より負担を感じるようになりました。レインに不満を言われて、ユジーンのいらだちはますます大きくなります。でも、ユジーンがいくらキムのニーズを満たそうとしても、より多くの時間を求められるばかりです。家族だけで過ごす時間の必要性をレインはますます主張しますし、赤ちゃんを迎えるために考えなければならないこともあります。キムと正面から向き合わなければならない、と、ついにユジーンは気がつきました。

見捨てられ不安にアプローチする

あなたもユジーンと同じような立場を経験しているでしょうか？　――その人のことを大切に思っているし、当然の責任があるとも感じている。でも同時に、関係を維持するためにこそ、限界を設定しなければならない――。妹の心にある見捨てられ不安をユジーンは取り上げようとします。しかし、はじめの試みは期待したほどうまくはいきませんでした。

ある日、ユジーンは仕事が終わる時間に事務所にいるキムのところへ行って、数分ほどいいかと聞いて座りました。

「何かまずいことでもしたかしら？　怒っているの？」。キムが聞きます。

「もちろん違うよ。ただね、君と僕とのあいだにもう少しだけ距離が必要だと思ってね。どうも、常に君がそばにいるみたいだ。レインが夫婦だけの時間をもっと必要としているんだ。特にこの妊娠期間中はね」

「やっぱり！　レインにずっと嫌われてたんだわ。見ればわかるわよ。レインが兄さんを操作してたんだって。兄さんの人生から私を追い出したがっているんだわ」

「違うんだ。そうじゃない。ただ、二人とも少し息が詰まりそうに感じてるんだ。君はいつも僕たちの家にいる。頻繁すぎるんだ。君にも、他の友だちや活動が人生に必要だよ」

「家族が私の人生よ！」。キムが泣き叫びます。「父さんと母さんが望んだのもそれだけよ。私たちが親しい家族でいるってこと」

「もちろん。僕たちはいつでも家族だよ。でも、赤ちゃんが生まれようとしていて――」

「そうよ、あなたの新しい家族。私はそこからはじき出されるのよ。父さんと母さんがいなくなって、私には誰もいない。兄さんさえも。兄さんもレインも、私がどこかに消え去って死んでしまえば大喜びよね。そうすれば、私のことなんか心配しなくてもいいから」

ユジーンは罪の意識を感じます。こんな展開を期待していたのではありません。怒りも感じています。「キム、いい加減にしてくれ！　夫婦だけの時間がもう少し必要だって言ってるだけだよ。赤ちゃんの部屋を用意しないといけないし、僕らの友人たちとも過ごしたい。夫婦二人きりで過ごしたいだけなんだ」

「もうけっこう!」。キムが叫んで椅子から立ち上がります。「もう二度と兄さんのじゃまにならないようにするわ」。キムが泣きながら事務所から出ていくあいだ、ユジーンは座ったまま、罪の意識を感じていました。

かまってもらいたがることと向き合う

ユジーンはこの葛藤をもっと別な方法で扱えるはずです。まず、話の焦点をキムとユジーンだけに絞っておかなければなりません。ここでレインのことを持ち出すと、対話がぼやけて注意がレインに向き、彼女が悪者にされてしまいます。また、対話にしっかり向き合うという責任をユジーンが引き受けるのを妨げることにもなります。

しっかりと一貫した境界線も設定しなければなりません。それには、定期的に「プライベートな時間」を設けて、ユジーンが妻と子どもとだけ一緒にいるための時間をつくるとか、これからは「予告なし」で訪問しないようキムに伝えることなどが含まれるかもしれません。ただし、そうしたはっきりとした制限を設定するときにはバランスが必要です。つまり、同じくらい具体的な解決策もあわせて提示します。たとえば、「訪問タイム」を毎週計画し、全員が一緒に参加できる活動を用意する、などがあるでしょう。

そして、「支援」と「共感」の発言をもっと使うべきです。そうしつつ、キムにとって困難な「真実」も伝えていきます。

こうした技法をユジーンが採用していたなら、先ほどのシナリオもずいぶん違った展開になっていたでしょう。

ユジーン：【「支援」発言で始めながら】違うよ。何も問題ない。見せたいものがあるんだ。感謝祭のときに、僕が三脚を使って三人の写真を撮っていたのを覚えてる？　なかなかうまく撮れたのが一枚あってね、額に入れてプレゼントしようと思ったんだ。気に入ってるんだけど、どう？　みんなが元気で幸せそうで、レインが大きいお腹を見せびらかしてる。

キ　ム：【喜んで】ありがとう！　置いておくのにぴったりな場所があるわ。ベッドルームにあるドレッサーの上。そうすれば、目が覚めたときにも、眠る前にも、あなたたちを眺められるわ。

ユジーン：【世帯の一員だとキムに感じてもらえるようにしながら】赤ちゃんが生まれることに、みんなわくわくしているよね。それに実は、素敵なベビーシッターに心当たりがあってね。どうやら喜んで助けてくれそうなんだ。

キ　ム：わかってるじゃない。キムおばさんなら準備万端よ。出番が待ちきれないわ。

ユジーン：レインと僕もだよ。計画も少しずつ立ててる。子ども部屋を用意して、家具にペンキを塗って、配置を決めて。だからすごく忙しくなってきてるんだ。

キ　ム：ねえ、私も参加したいわ。手伝わせてちょうだい。

ユジーン：キム、巣作りの時間が必要なんだ。夫婦だけで、親になるということに慣れないといけない。赤ちゃんを迎えるにあたって、どう育てるのがいいかを考えているところなんだ。わが家は特別信仰深い家族だったわけじゃないけど、ユダヤ教の家庭にしようって話してるんだ。それで、レインと僕とで、シャバット（安息日）の礼拝にまた出席し始めることにしたよ。礼拝堂で金曜日の夜に行われる。

キ　ム：でも、みんなの「金曜の夜のひととき」の時間だわ。

ユジーン：【「共感」を表しながら、代わりとなるものを具体的に提案しつつ】知ってる。

その時間を、僕たち夫婦は神様との儀式に変えようと思うんだ。そして、君ががっかりすることもわかってる。だから、代わりに別な何かを一緒にしたらどうかと思ってね。週の半ばに、仕事を離れる時間があったほうがいいと考えていたところだから、水曜日ごとにランチに出かけないか？　ご馳走するよ。レインと赤ちゃんもときどき参加できるかもしれない。

キ　ム：それじゃ代わりにならないわ。兄さんたちとのあの時間が必要なのよ。

ユジーン：わかるよ。これまでとは違ってくるし、習慣を変えるのは大変だよね（共感）。でも、僕たち夫婦の人生が、赤ちゃんを迎えて変わろうとしている。そうなれば、君の状況も自然に変わってくると思うんだ――家族の中での君の役割がね（真実）。もう妹の立場だけじゃない。おばさんになるんだよ。僕らも、強くて責任をもって振る舞う大人としての君を頼りするようになる。それに、僕たちだけの小さなグループの外でも生きてほしいんだ。僕たち夫婦と子どもに、外の世界の人生をもってきてほしい。いろんな経験をして、僕らの世界とは違う、世界のいろいろなことをもたらしてほしいんだ。

キ　ム：ええ、もちろんそうするつもりよ。でも、だからって、こんなに変化させせなくてもいいと思うけど。

ユジーン：君が、僕たちだけから元気を得るような状態にはなってほしくないよ。関心をどんどん広げて、新しい活動を始めてほしい。子どものころには運動神経がすごくよかったよね。バレーボールでは誰も君のスパイクを超えられなかった。コミュニティセンターにリーグがあるから、参加してみたらどうだろう。スポーツジムにまた通い始めるのもいいんじゃないかな。甥っ子も、健康的ない い役割モデルを必要とするはずだよ。

キ　ム：【「支援」のメッセージを聞き取りそびれて】それでも、兄さんとの時間が必要だわ。兄さんは私をただ見捨てようとしているのよ。

ユジーン：【「支援」を改めて強調し、依存したい気持ちに負けるとキム自身が成長できなくなる点を指摘しながら】キム、僕は君の兄だよ。ずっと君のことを気にかけて守ってきた（支援）。ひょっとしたら、守りすぎたときもあったのかもしれないって、少し心配だよ。君が問題を抱えるたびに、いつもなんとかしようとしてきた。そうすることで、君が自分でなんとかすべきことにも干渉しすぎたのかもしれない。君の人生が、僕とレインと赤ちゃんのまわりだけで回っているのはまずいよ。そこまで近すぎるのは健康的じゃない。自分の人生をもたないといけないよ。だから僕は一歩下がる。君には別の友だち、別の支援、別の興味が必要だよ。それは僕たち夫婦にとっても同じこと。他の若い夫婦や、幼い子どもたちがいる家族と知り合わないといけないんだ。家族の一員としていつでも君は歓迎されているよ。でも、夫婦と赤ちゃんだけの時間もこれからは必要になる。そこで、これからは突然ふらりと来るのをやめてほしいんだ。レインが赤ちゃんの面倒を見ているかもしれないし、僕も静かな時間を必要としているかもしれない。だから、先に連絡をしてほしい。子どものいる新しい生活に慣れて落ち着くまでは、毎週必ず決まった時間に、というわけにはいかないかもしれない。でも、君と僕たちはいつも家族で、いつでも一緒だよ（真実）。

キ　ム：【「共感」を受け取りそびれて、泣きながら】私を置いていくのね。母さんや父さんと同じだわ。何もわかってないわ。私は独りぼっちになるのよ。

ユジーン：違うよ、キム。ずっと君のことを大切に思っているよ（支援）。今は嫌な気持ちだろうし、置き去りにされるんじゃないかと心配だよね（共感）。でも、そんなことは起こらない。成長できる家族であり続けるにはどうしたらいいかについて、理解の枠を広げようとしているだけだよ。なにしろ、全員が新しい役割を担うんだ——パパと、ママと、キムおばさんだよ（真実）。

新しい制限にキムが苦労しながら適応するまでに数カ月ほどかかりました。そのあいだ、ユジーンとレインは一貫して境界線を維持しました。キムが予告なしで家に来たら、今はタイミングがよくないと言い、具体的な時間を指定して、もう一度来てほしいと伝えました。ユジーンかレインのどちらかが週に何度かキムに電話をかけて長話をしました。でも、キムからかけてきたときには簡潔に済ませました。社交生活の範囲を広げるようにキムを励まし続けて、関心がありそうな活動を提案しました。交流できる集まりがあれば、キムを招いて他の人に紹介しました。しばらくのあいだ、キムはユジーンがくれた額入りの写真を抱いて眠りました。でもやがて、ドレッサーの上に戻し、より最近の、キム自身とユジーン、レイン、赤ちゃんが写っている別の写真を一緒に置きました。

今回はうまくいきました。ユジーンとレインがあらかじめ計画して、その際に、境界性パーソナリティ障害に伴う見捨てられ不安についての知識を得ていたからです。ユジーンは、はじめに移行対象（額に入れた写真）をキムに渡しました。そして、「支援」と「共感」のメッセージを強調して伝えました。それから、キムの反応によく耳を傾けて、メッセージを本当に聞き取っているかどうかを見極め、うまく聞き取っていないときには改めて強調して伝えました。また、キムとの関係にひとたび新しい「真実」の制限を設定したなら、妻と一緒にそれを貫き通す必要があるということも認識していました。そうした制限がキムから試されたときにどう反応するかについては、夫婦で準備をしました。最後に、新しい家族の構造を打ち立てるという点では、キムもメンバーに含めて、キムが受け入れられるものにしました。

近いけれど、近すぎない

ボーダーラインの人の見捨てられ不安はたいてい、親密さと安心感を求めるという形で表れます。その人のニーズは、あなたには過度な触れ合いやハグのように感じられるかもしれません。セックスも、愛情や欲求の自然な表現というより、むしろ強迫的な儀式のように感じられてくるかもしれません。

しかしときどき、いずれ見捨てられる、または取り込まれるという恐怖から、ボーダーラインの人の中に矛盾した要求が生まれる場合もあります。その結果、あなたの別の人間関係に嫉妬して自分だけを見つめるように求めておきながら、その人自身は他の人といちゃついたり、短期的に密通したりするかもしれません。あなただけでなく、他の人からも魅力的に思われていなければならないと感じるのは、置き去りにされることへの用心と言えます。見捨てられ不安に苦しむボーダーラインの人は、安心するために、親しくなれる別の関係がいつでも「確保されている」必要があるのかもしれません。

そうした入り混じった感情があると、当然大きな妨げとなって、決まった人との深くしっかりとした関係を築くことはできないかもしれません。そのため、大切な人との関係を保とうとするなら、場合によっては、近しい関係から出たり入ったりするボーダーラインの人特有の行動をパートナーとして受け入れなければならないかもしれません。

シャーリーンとターニャはバーで出会って、すぐに魅かれ合いました。驚くほど似た者同士でした。二人とも問題の多い家庭の中で育ちました。それまで、満足のいく恋愛関係には恵まれませんでした。頻繁に気分が変わるところも同じ。しかも、時期こそ違えど、共通のセラピストに通ったことがあって、ちっとも役に立たなかったと思った点まで同じで笑えました。

ほとんどの時間を一緒に過ごしながら数カ月ほどたったときに、シャーリーンから、同棲することを考えてみないかとの提案がありました。ところが、ターニャはためらいました。一緒に住むと息苦しくて、束縛がきつくなるのではないかと心配になったのです。親しくなりすぎると魅力的に感じてもらえなくなるのではないかとも思いました。一緒にいたいのですが、一緒にいすぎることも嫌でした。近づきすぎると、独立を犠牲にしなければならなくなるのではないかと心配でした。

大丈夫だとシャーリーンが請け合っても、ターニャは自分の魅力と性的能力についても自信がもてません。しばらくして、ターニャを絶えず慰めなければならないことにシャーリーンが不満を伝えましたが、ターニャはますます不安定になるだけでした。ターニャは、シャーリーンが他の女性たちと今でも親しいと言って、ものすごい剣幕で怒りました。でもその一方で、ターニャ自身はオンラインで性的な内容のやりとりをしながら、よその街に住む女性との断続的なロマンスを続けていました。そんなターニャとシャーリーンは、言い争っては別れ、ときには数カ月が過ぎてからよりを戻すこともありました。

二人の関係に求めているものが、ターニャと私とではずれている。ついにシャーリーンは理解しました。お互いに愛し合っていましたが、シャーリーンにはターニャと深くしっかりとした関係を築く準備ができていても、ターニャにはできていませんでした。シャーリーンはターニャに対する責任を感じていましたが、ターニャには同じだけの思い入れはないようでした。ターニャは複数の人に常に安心させてもらわなければならないようだということにも、シャーリーンは気づきました。でも、ターニャが、わくわくする逢瀬の一つから、別れては元に戻る自分たちの心地よい安全領域へと、またいつものように急いで戻ってきたときに、シャーリーンはとうとううんざりしました。深刻な言い合いのあと、シャーリーンが二人の関係を正面から取り上げました。

ターニャ：私のこと、怒っているわよね。お願い、行かないで。あなたなしでは生きていけない。

シャーリーン：ずっとあなたのことは愛し続けるわ。あなたが私を愛してくれていることもわかってる。あなたには、いつでも私の人生の一部であってほしいと思っているのよ（支援）。でも、どう見ても、今はお互いに違うものを求めているようね。私は落ち着く準備ができているけど、あなたのほうはしっかりした関係になる準備ができていない。人生を自分でコントロールしている感じが、あなたにとってどれほど重要かということは理解できるわ。私たちの関係の中だと、ときどき息苦しく感じるんでしょうね（共感）。私はあなたがあなたらしくいられるようにしないといけないし、それぞれが人生の違う段階にいることも、お互いに受け入れないといけないわ（真実）。それでいいと思うの。私たちの関係を終わらせたいと思っているわけじゃないのよ。今の私たちをありのままに受け入れるというだけ。いつか、もっと完全にしっかりした関係になれるといいけど。でも今は、お互いのありのままを受け入れれば、それほど喧嘩をする必要もなくなるわ。

シャーリーンもそうだったように、あなたもボーダーラインの人の不安感を完全にはやわらげることができないかもしれません。絆を維持したいからこそ、完全にお互いだけを見ている関係が、今の時点では無理があることを受け入れなければならないかもしれません。

軌道を回る天体同士に働く力のように、あなたも、押しては引く力を絶えず感じていることでしょう。そのおかげで、つながっているけれども、衝突しません。近いけれど、近すぎません。しっかりとした関係ではあるけれども、しっかりしすぎません。そのような関係であれば、大切な人が感じている見捨てられ不安を完全に癒すことはできなくても、そばに居続けながら、お互いの人生を豊かにするだけの親しさを維持できるようになります。

「去るならさっさと行って」

見捨てられることを恐れて、ボーダーラインの人は身構えています。いずれは可愛げのない正体がばれて関係も終わると思い込んでいるかもしれません。そのため、その人のことを愛していて置き去りにはしないと安心させてくれるように求め続けるかもしれません。あるいは逆に、絶えず相手の感情を逆撫でして、離れていくかどうかを試す場合もあります。後者のケースでは、「さっさと終わらせてしまおう」という姿勢にすでにその人がなっていると、その行動はひどく極端なものになってしまうかもしれません。

つきあい始めのころは、リサのコメントもからかい混じりでした。誕生日にイヤリングを贈ると、「浮気相手に買ってあげたものと似てるのかしら?」と言いました。親密さが増してくると、「いい思いがしたくてつきあってるだけでしょ、どうせ」と言いました。しばらくすると、もっと辛辣になりました。ちょっとした喧嘩の最中に言われました。「楽しくないんだったら言いなさいよ。どうせ離れて行ってしまうってわかってるんだから。さっさと立ち去ればいいでしょ!」。そうしたコメントの合間に、嘆願する言葉が混じります。「まだ愛してくれているんでしょう? どうか辛抱してね。あなたを失いたくないの」

やがてマックスは認識しました。どれだけ安心させようとしても、リサを十分に満足させることはできないと。そこで、距離をつくろうとするリサの行動に、理解を示すやり方で正面から向き合いました。すると、緊張がほぐれてきました。

「僕は君のことをとても愛しているし、僕たちのつながりを宝物のように思っているよ(支援)。君は過去の関係の中で傷ついてきたって話してくれたね。もしかしたら、僕たちの関係についても不安に感じているのかもしれないね(共感)。ときどき思うんだ。そこまでしなくてもいいのに、僕を喜ばせようと努力しすぎているって。でも、最近はそれとは逆のことも感じる――つまり、君に試されているようで、押しのけたら僕が離れて行くかどうかを見ているみたいだって（真実）。そんなことはしなくてもいいんだよ。ありのままの君を愛しているし、僕はどこにも行かないよ（支援）」

この例では、そばに居続ける覚悟があるかどうかを試されている、とマックスは理解していました。彼は、リサの行動の背景にある「真実」に正面から向き合うと同時に、二人の関係を「支援」するメッセージを強調して伝えました。

「包み込んでちょうだい……支配しないでよ」

空虚さと、アイデンティティがはっきりしない感じとの中で、ボーダーラインの人はもがいています。そうした不安定なアイデンティティに見捨てられ不安が重なると、途方もない苦悩を生み出します。親密さを求めてやまないのと同じくらい、ボーダーラインの人は、取り込まれ、乗っ取られ、支配されることも恐れています。しがみついている関係を土台に、外見上の

「わたし」ならつくれるかもしれません。しかしその場合、つながりを失うと、外見上の「わたし」も失われることになります。かといって、矛盾するようですが、つながりが強くなりすぎて自分のパーソナリティを手放し、パートナーに完全に圧倒されてしまっても、「自分らしさ」の感覚をやはり失うことになるのです。

あなたも、ボーダーラインの人の内面で起こるこの葛藤の標的になるかもしれません。その人の中では、あなたと一体になりたいという願いと、支配されてしまう恐れとのあいだで葛藤が生じます。あるときは十分に気にかけてくれていないと不平を言い、あるときはあれこれ指図しないでと言ったりして、二つのあいだを行き来するかもしれません。境界性パーソナリティ障害の怒りは、圧倒されたり、呑み込まれてしまったりする恐怖から生じているのかもしれません。

ジュディは、十四歳のときから家族の面倒を見る役割を担ってきました。母の肥満は病気の域に達していて、父のうつ病は深刻だし、妹には精神的な障害がありました。料理を作り、掃除し、走り回って用事をこなしました。単科大学へ通うようになれば家を出られる――そう思うと待ちきれませんでした。自宅にいると、こき使われているようで、それなのに自分が透明な感じがして、まるで肉体も、パーソナリティも、自己もない、宙に浮かぶホログラムのようでした。やっと単科大学に進んだときには、誰からも離れたジュディとして、自分だけのアイデンティティをもてるような気がしました。どんな「わたし」になりたいのかがようやくわかるはずでした。

キャンパスの演劇部に所属すると、自分でも演技が大好きだということがわかりました。他の人のペルソナを難なくまとうことができました。ステージで演じるキャラクターのことが理解でき、それに成りきることができました。生まれて始めて、居場所を見つけられた感じがしました。

三年生になって、ハルとデートし始めました。翌年にプロポーズされたとき、完璧な妻になると心に決めました。これが私の最高の役になるはず。卒業まで一学期もありませんでしたが、単科大学を退学することにしました。全力を注いで結婚式の計画を立て、ハルの職場に近いところに新居を構えました。ハルと話し合って、ジュディは仕事をしなくてもよいことになりました。完璧な家に住む完璧なカップルをお手本にして、ジュディはずっと家にいるのです。郊外のこぎれいな住宅に住む、憧れの、愛すべき専業主婦のジュディ。そうなりたくてたまりませんでした。ひと昔前の白黒テレビのホームコメディに登場する主婦たちのようにです。「オージーとハリエット」のハリエット・ネルソンや、「ディック・ヴァン・ダイク・ショー」のローラ・ペトリ。夫のハルが望むとおりの奥さんになって、二人は永遠に一緒。テレビでは必ずそうだったように。

その役割の中では、生きている手応えがありました。毎朝、ハルのためにお弁当を用意します。午後には職場のハルにクッキーを差し入れします。電話は午前中にして、夕食に何を食べたいかを聞きます。午後にはハルが電話をしてきて、クッキーのお礼を言って、愛しているよと伝えてくれるのです。

ところが、最近昇進してからハルは忙しくなりました。午後に電話をかけてこなくなりました。泊りがけの出張にも出かけるようになりました。ハルにはやめてほしいと言われましたが、日に何度も職場に電話をかけました。ハルが出張中は、日中に電話をくれるように求めました。電話をくれなかったハルが、時間がなかったと説明したときには、浮気しているんでしょう、と非難しました。私はハルの望むとおりにやっているのに、ハルは自分の役割を果たしていない。ハルが私を変えようとしているみたい。私がどう感じるべきか、コントロールしようとしているんだわ。ふてくされてやりました。涙があふれてきました。怒りを抑えられませんでした。そのうち、うつ病になりました。ハルが行けというので、精神科の先生に診てもらうことになりました。

ホワイト先生は優しく、受け入れてくれそうな人でした。抗うつ薬でいくらか気分がよくなりましたが、自宅ではいつもどおり独りぼっちの感じがして、いらだっていました。しばらくすると、ホワイト先生にもいらだつようになりました。セッションが週に一度しかないため、そのあいだに電話をしているのに、それを制限したからです。それに、セッションを終えたくなくて、「もうひとつだけいいかしら」と質問しようとしても、認めてくれませんでした。

ホワイト先生も離れていこうとしているんだと怖くなりました。夫と同じです。ホワイト先生も私を変えようとしているみたい。先生の名刺を肌身離さず持ち歩きました。凸凹加工された表面を優しく撫でると、見捨てられた感じがしたときにも気持ちが落ち着きました。クリスマスにちょっとした品をプレゼントしたら、ホワイト先生が本棚に置いてくれました。毎週面会するたびにそこにあるのを見ると、依存をなおさないといけないといって私を変えようとしていても、気遣ってくれているのがわかって安心できました。

でも、ハルとの関係はあいかわらず緊張していました。泣いて、しがみついて、怒れば怒るほど、ハルはどんどん距離をあけるようになりました。そして、それまでに見たことのない様子で怒り始めたのです。

「もうやってられない」。ハルがうなるように言いました。出張から帰宅したばかりでした。ジュディはハルが玄関に入ってきてスーツケースを下ろしたときに、泣きながら、昨晩から電話をしてくれてないと言って抗議しました。すると、「ずっと君の手を握っていられるわけがないだろ。わからないのか？　忙しいんだ。仕事をしないといけない」と言われました。

「どうして電話できないの？　時間なんてあるでしょう」

「ない！」。ハルが答えます。「クライエントがいる。会議に出ないといけない。仕事をしてるんだ。君はどうかしてるよ。君自身の人生を生きないとだめだ」

「ええ、私自身の人生ね！」。皮肉をこめて言い返しました。「これが私の人生よ。あなたに支配されながら、あなたの家を維持して、あなたが帰る気になるのを待ってる。あなたは紐を引っぱるだけで、操り人形の私が踊るのよ。それなのに、私が少しでも何かを求めると――」

「こんなのばかげてる」。ハルが怒って言いました。「医者に通ってるのか？　薬は飲んでるのか？」

「医者とも薬とも関係ないわ。全部私のせいにしないでちょうだい。それに私は『ばか』じゃないわ。あなたの完璧なかわいい奥さんで、あなたの食事を作り、精神科医に通って、余計なことは口外しない。あなたが求めることを全部こなしているわ。すべてはあなたのスケジュール通りで、私はそのどこかにおさまらないといけないのよ。もしかしたら、あなたがもう少し私のことを気にかけてくれたら、私たち——」

「それで十分てことにはならないよ、ジュディ。僕が何をしても、決して十分気にかけたことにはならない。もうやめだ！」。そう叫んだハルはスーツケースをつかみ、猛然とドアに向かいました。「もうがまんしないことにした」。そう言って、ドアをバタンと閉めました。

ジュディは泣きながらドアに走り寄りました。床に崩れ落ちながら、ドア越しに叫びました。「本当にごめんなさい！」。それから考えました。私はどこへ行けばいいの？　どうしたらいいの？　もう、ハリエット・ネルソンではありません。これでは、「風と共に去りぬ」のスカーレット・オハラです。ハルは微塵も気にするそぶりを見せませんでした。

境界線を引いて、しっかりと請け合う

ボーダーラインの人の、矛盾する、衝動的な言動に建設的に向き合うために、いくつかできることがあります。見捨てられ不安を静めつつ、その一方で自立も促せるようなことです。ハルのケースを見ると、妻のジュディは強くしがみついてきたかと思うと、今度はひどく怒るということを目まぐるしく繰り返し、それに対してハルはいらだちを感じています。一方、ジュディは、演じることができて安心感をもたらしてくれるはずの役割を失いたくありません。それに、周りの人がそれぞれの役をこなさないと怒ります。そして、しばらくすると操作されているような気持ちになり、自ら引き受けたそのアイデンティティによって課せられた制約に憤りを感じるのです。

ハルは、ジュディの要求を決して完全には満たせないだろうということを受け入れなければなりません。そのうえで、精神科医が示したのと同じようなやり方でジュディに対応する必要があります――二人の生活を大事に思っていて、そのために自分ががんばっていることを強調

しつつ、彼女のニーズを受け止めるのです。見捨てられ不安を抱えているジュディを受け入れ、手助けすることはできます。また、ジュディが独自に行う活動を増やすよう励まし、自己の感覚を広げられるよう後押しすることもできます。ただし、これらのことと同時に、二人の関係において、明確で、一貫していて、しっかりと機能する境界線を設けることについても話し合わなければなりません。「支援」と「共感」をたっぷり用いて、「真実」の伝え方を調整する必要があるでしょう。

ハ　ル：独りきりで、いらだってしまうのは理解できるよ。それに、ここ数カ月は僕の仕事が増えて、君も大変だったよね（共感）。信じてくれていい、君がどんな気持ちでいるか、よくわかっているよ。だって、仕事が忙しいと、僕も君に会えなくてつらいもの。君のことが大好きだし、こんなに頻繁には離れていたくないからね（支援）。君は一生懸命に自宅を心地よい場所にしてくれているよね（共感）。感謝してる。

ジュディ：【「共感」を聞き取りそびれて】本当かしら。あなたを喜ばせようとして、私がどれだけのことをしているか、本当にわかってくれているのかしら？　私はあなたのためにすべてをあきらめたのよ。それなのに、あなたは忙しすぎて、妻に電話一本入れられない。

ハル：君にしてみれば、腹立たしいことだよね（共感）。でも、会議から会議へと移動しているときは、どうしても抜け出せないんだ（真実）。そこで、君と一緒にいられないのがつらくてたまらなくなったときに僕がどうしているか、教えてあげるよ。ほら、財布に君の写真を入れてあるだろう？　クライエントと話してる時間の合間にこの写真を取り出して眺めるんだ。そうすると、そばにいるような気持ちになれる。写真に触れると、君がいつもつけている香水の香りさえするよ。君にも何かそういったものがあると役に立つかもしれないね。

ジュディ：下着を洗濯機のところへ持っていくとき、あなたの匂いがするわ。

ハル：僕がちょっとした合間にでも電話してこないかと思いながら待っているなんて、すごくいらいらするだろうね。きっとすごく寂しいよね（共感）。どうだろう、街に行くと、他にも何かができることが見つかるかもしれないよ。地域の新しい劇団に参加すると楽しいかもしれないし、美術館のボランティアもいいかも。

でも、その前に、当面の決まりをつくっておこうか。日中だと、ふつうはどうしても電話をかけられないんだ。そして、夕方にはクライエントを接待するように言われてる。そのあとだと、疲れきってはいるけど、夜九時にはだいたいホテルに戻ってる。だから、それくらいの時間に、短い電話かメールならできるかもしれない。仕事にもっと慣れてくれば別かもしれないけど、今の僕にはそれが精一杯なんだ（真実）。でも、週末や仕事以外のときには時間をつくって、君が楽しめそうな新しい何かを一緒に探すことにしよう（支援）。

見捨てられ不安の問題に向き合っていることに気づいたら、まずは理解しなければなりません。その人のそうした不安を全部はやわらげられないかもしれないということです。それでも、励まし、請け合い、受け入れることはできます。その過程で、大切な人のニーズと、あなた自身のニーズとのバランスを取っていきましょう。

アクションステップ

◆「まとめ」をして伝え返そう

不安の深刻さをわかってもらった、自分のニーズが伝わった、と知ることが、ボーダーラインの人にとっては重要です。ですから、その人の懸念を聞き取ったら、あなたの言葉でそれをまとめて伝え返してあげるとよいでしょう。そうすれば、その人が恐れていることの要点をあなたがちゃんと把握していると示すことができます。

◆移行対象を使おう

子どもが抱きしめている人形が慰めとなって、誰かと一緒にいる感じを生み出してくれるのと同じように、写真や一枚の服、家具、ちょっとした思い出の品などが、あなたの不在時にもあなたの存在を象徴するものとなってくれます（第3章参照）。他にも、離れていても落ち着かせてくれるような気持ちのつながりを保つために、特定の夜空の星を目印に決めたり、同じ時間に同じテレビ番組を見ると決めたりしてもよいでしょう。

◆離れている時間に向けて準備しよう

境界性パーソナリティ障害があると、過去の経験が現在の感情と混ざり合うことはあっても、将来を見越して備える力はないかもしれません。そうなると、明日の計画が今日の活動になったとき、心の準備ができていないボーダーラインの人は、まるでその活動のことをたった今知ったかのようにショックを受けて動揺するかもしれません。そんなこともありうると準備をしておくことで、そのようなショックもやわらげることができます。

メラニーが泊りがけの出張に出かける際は、しばらく留守にしなければならないことを前提に、かなり前から数日おきにマイクにそのことを思い出してもらいます。たとえば、出張に持っていくスーツケースを選ぶのを手伝ってもらいます。プレゼンテーションのリハーサルを手伝ってもらうこともあります。数日前になると、マイクと話をして、彼女の留守中にする活動として、マイク自身で、または友人たちと何ができそうかを話し合います。

今回は怒りの爆発を回避したいと願いながら、同じような出張に昨年出かけたときにマイクが激怒したことを思い出してもらいました。自分が不在にする際のマイクの感情的な反応を予想して、それにあらかじめ真正面から向き合い、心を開いてさまざまなことを話し合いました。こうしてうまく対立をかわし、メラニーは出張に出かけることができました。

◆あなたとの関係以外のつながりを促そう

あなたとの関係以外でも人々とのつながりをもてるよう後押しすることで、葛藤を伴うあなたへの依存を減らすことができます。何らかの教室に通い始める、スポーツチームに参加する、ボランティアに加わるなど、いくらでも活動はあって、これらはあなたとの時間とは別に、他の人たちとかかわるよい機会になります。大切な人が外の世界にも何らかの関心をもっていると、それは気持ちが不安定なときでも心の拠り所となります。また、あなたの存在に圧倒されてしまいそうな気持ちになることも防いでくれるでしょう。

◆あなた自身の限界を受け入れよう――医者にも救世主にもならなくていい

あなたが大切に思うその人は、自分自身では心の空虚さを完全には満たせないのかもしれないということを、あなたは受け入れなければなりません。それと同じで、そうできればいいのにと願うだけの支援を、あなたは提供できないのかもしれないということも受け入れる必要があります。十分にしてあげられていない、もっと支援を提供できれば苦しみを軽くしてあげられるのに、といった罪の意識を感じやすいのです。

提供できる力の棚卸しをしなければなりません。どこまでの時間と、お金と、献身とを、あなた自身を枯渇させずに提供することができるでしょうか？　どんな罪の意識も、あなた自身の限界に気づき、受け入れることで乗り越えなければなりません。そしていずれは、あとどれくらい提供できるのか、どこが限界なのかを、ボーダーラインの人にできるだけ正確に伝えなければならないときがくるかもしれません。

フィルと彼のガールフレンドは、この五年ほど、喧嘩し別れてはよりを戻すことを繰り返してきました。別れるたびに、寂しくて抑うつ状態に陥ったフィルは、親友のブルースに電話をかけたものでした。するとブルースは、取るものも取りあえず飛んでいって、フィルを慰めようとしました。ブルースは、友人が自分に助けを求めてくれるのを嬉しく感じていました。でも、いくら介抱しても大して役に立ったようには思えなくて、結局二人ともがっかりするのです。ガールフレンドとの関係や、フィルが行動をどのように変えられそうかについて、論理的に話し合います。でも、堂々めぐりになっていて、実りはありません。気がつくと、ブルースは同じアドバイスを何度も繰り返し、そしてフィルは、提案してもらってもそのとおり変われないと主張し続けるのです。

ついに、提供できるアドバイスには限界があるということをブルース自身が受け入れました。そこで、フィルに接する態度を少し調整することにしました。「支援」的で「共感」もしますが、フィルの不安定さを「なんとかする」ことはあきらめたのです。そしてフィルに伝えました。「僕は君の親友だし、僕が君のことを大切に思っているのは知ってるよね。でも、親友だからこそ、君の力になろうとしてもあまり客観的になれないんだ。僕はセラピストを何人か知ってる。その人たちなら、僕ほど感情面で引き込まれずにいられるよ。君が本物の助けを得られるように、なんとかしてみようよ」

◆境界線のバランスを取ろう

自分の限界を認識するためには、その人とあなた自身とにあなたが何を期待するのかを、その人にも理解しておいてもらわなければなりません。貫き通すつもりのない要求はしないでおきましょう。また、境界線をできるだけ明確に設定し、期待していることが大切な人に理解されたかどうかを確かめましょう。

二人の関係のあいだで境界線を設定されると、ボーダーラインの人にとっては腹立たしいものです。そこで、かまってもらいたがる部分にあなたが協力しすぎると、その人の成長を妨げることになると説明するとよいでしょう。そうすれば、状況に対する責任の一部をあなたも引き受けることになり、大切な人が自分を責めようとするのをやわらげることができます。

弟のゲーリーが住まわせてほしいと言ってきたとき、エバンと妻のアヴァは断りきれませんでした。昨年、ゲーリーは仕事を失い、それ以来、お酒を飲むようになりました。そのうちにゲーリーの妻が近所の人と浮気をして、ゲーリーを家から追い出しました。そういった事情で、ゲーリーはとりあえずエバンの家のゲストルームに転がりこんで、別な仕事を探し始めたのです。ところが、二、三週間とたつうちにゲーリーは気力を失っていき、就職面接に出かけなくなりました。部屋で過ごす時間が長くなって、お酒の量も増えました。

アヴァはゲーリーを気の毒に思いました。エバンは徐々に怒りが募ってきて、家から出ていってほしいと思いました。アヴァは義理の弟をかばい、彼は病んでいて助けを必要としているのだと主張しました。ある日、夫婦でゲーリーと話をしました。そのときは、お酒をやめて仕事を探す必要があるということでゲーリーも同意しました。でも、約束は数日しかもちませんでした。ちっとも前に進んでいないじゃないかとエバンが怒鳴ったとき、アヴァはゲーリーを脅してはいけないとエバンをたしなめました。そうなると、もうゲーリーの問題ではありませんでした。むしろ、ゲーリーとどう向き合うのかという点で、エバンとアヴァが合意しなければなりませんでした。

エバンとアヴァは夫婦カウンセラーに助けてもらい、ゲーリーと向き合うための戦略を一緒に立てました。夫婦そろってゲーリーとともに席に座り、アルコールの問題に正面から向き合いました。二人から伝えました。支援したいけれど、保護しすぎることでゲーリーが自分の行動の責任を放棄するようになってほしくない。それから、夫婦で調べてリハビリテーションプログラムを見つけてあるので、それに参加してほしい。プログラムを卒業してから六カ月間は、お酒を飲まないかぎりゲストルームに住み続けてもらってかまわない。ただし、食事のときには部屋から出てきて一緒に食卓につくこと。六カ月したら（具体的な日程の目途を伝えつつ）、そこから先をどうするかの計画を話し合う。合意した詳細については具体的な契約書も作りました。合意内容に違反したら、ゲーリーは夫婦の家を出て、空きのあるシェルターに入ります。契約書に署名をしたゲーリーは、次の日、リハビリテーションプログラムに参加しました。

◆

大切な人のそばに居続けたいとあなたが願っても、その人の心にある、葛藤を伴う見捨てられ不安が妨げとなる場合があります。しっかりした関係になりたいとボーダーラインの人自身が願っていても、近づきすぎると、今度は圧倒されてしまいそうな恐怖を感じるのです。この矛盾を理解し、根気強く向き合うことができれば、目の前の人を大切に思う気持ちをそれぞれが維持しやすくなります。

見捨てられ不安は、確固としたアイデンティティの感覚が欠如していることの反映でもある空虚感と関連しています。境界性パーソナリティ障害をもつ人たちは、「自分が誰なのかわからない」とよく言います。大切な人が自分らしさの感覚をつくり上げるのを、あなたが手助けできます。そのようなアイデンティティの欠如について理解し、向き合っていくことが次の章のテーマです。

第7章 アイデンティティ——空虚感から自分らしさへ

「あなた」は誰ですか？　そう聞かれれば、成人した人ならたいてい、自分の職業や周りの人たちとのつながり（夫、妻、父親、母親など）を基準に答えたりするでしょう。心の性（自認する性別）や性的指向も参考にするかもしれません。他に、関心、趣味、どんなときに笑うか、どんなときに泣くかなども考慮します。ところが、アイデンティティの基準となるそうした特徴の多くが、ボーダーラインの人においては固まっていません。そのため、まるで数学に出てくる正弦曲線のように気分が揺れ動く場合があります。しっかりとした態度の領域に大きく振れていたのが、落ちてきて水平軸を切り、荒涼とした領域に深く沈み込んでいき、また戻ってきて――その揺れにめまいがしそうです。ボーダーラインの人のアイデンティティは、打ち延ばし可能な柔らかい粘土のようです。どんな像にも変形できて、あらかじめ様式が決まったどの鋳型にもはめ込むことができます。ただし、モデルがなければ形は定まりません。ボーダーラインの人は、驚いて動き回るリスに似ていると言えるかもしれません。道路で凍りつき、前に走り出したかと思うと、今度は逆に走り、どちらに行くべきかを決めようとしているかのようです。

この章では、一貫したアイデンティティを求めてボーダーラインの人がもがく様子と、あなたがその旅の途上にあるその人をどのように助けられるかについて見ていくことにします。

境界性パーソナリティ障害とアイデンティティ

しっかりとした自己の感覚をつくり上げることは、現在の文化的風潮の中では、誰にとっても以前より難しくなっているようです。前世代の人たちとは違い、今日の社会では地理的な移動が多くなっていますし、家族の近くに居続けたいと思っても、教育や仕事の都合上、それは難しくなっています。アメリカだけを見ても、以前と比べて、親と同じ学校や教会、社会的組織に所属することは少なくなっています。引越しをすると、新しい友人、隣近所、仕事条件などに適応しなければなりません。そうした移動が多くなれば、それまでの心の拠り所もなくしてしまいます。さらに、ソーシャルメディア（フェイスブック、ツイッター、インスタグラム、インターネットの出会い系サイトなど）は、親密な関係を築くことをより困難にしています。結果として私たちは孤独になり、個人のアイデンティティを発達させにくくなっているのです。

境界性パーソナリティ障害と診断される頻度は、女性が男性の三倍にのぼります。私たちの文化の中では、女性のアイデンティティがおそらく最も大きく変容してきたと言えます。この五十年が特に顕著でした。仕事をする生活から、母親になり、また仕事に戻るなかで、女性のほうがより頻繁に適応を期待されます。男性と同じ賃金や昇進を求めて活動する場合でも、男性とは違った形で野心を表現することを期待されるかもしれません。フェミニズムの流れや社会の変化の中で、女性は自己認識をより頻繁に調整しなければならないのです。こうしたさまざまなことから、変わり続ける世界の中でなんとか一貫性を見出そうとして懸命に努力すること――境界性パーソナリティ障害の典型的なもがき――が女性において、より頻繁に見られるのでしょう。

そうした文化的な変容がありながら、それでも多くの人たちは、成長するなかで、何らかの一貫性と見通しのある環境を維持し、しっかりとした持続的な自己感覚を育むことができます。状況が新しくなっても、それに合わせた修正をほとんどしないで基本的な信念を保持できるのです。ところが、ボーダーラインの人の場合、自らの存在にあまり確信がなく、空虚なアイデンティティの感覚しかもてずにきたため、環境が変わると、それに合わせて自己の感覚をほとんど丸ごと設計し直さなければなりません。

ボーダーラインの人にとって、そうした調整自在とも言えるアイデンティティは、周りに何があり、誰がいるかによって、また、そうした状況や人々からの影響でその瞬間にどんな気持ちになるかによって決まります。自らの存在を証明する理論としてデカルトが述べた、「我思う、ゆえに我あり」とは逆です。ボーダーラインの人ではむしろ、「周りが反応する、ゆえに我あり」ということで自らの存在が確かめられるのです。

境界性パーソナリティ障害では、態度や気質が数分のうちにも変わる場合があります。あまりの目まぐるしさと極端さに、あっけにとられるかもしれません。携帯電話であなたと話しながら職場を出た大切な人が、我ながら賢くてよくやったと振り返っていて、それというのもその日のミーティングをうまくこなせて評価されたからだと言っていたのに、車まで来て、鍵を車内に入れたままロックしていたことに気づいたとたん、罵りながら車を叩き始め、髪をかきむしりながら、なんと自分はまぬけなんだと叫び出すかもしれません。

あるいは、褒められて自分もまんざらではないと感じていたボーダーラインの人が、すぐあとで鏡に映った目の下のくまを見て、自分を醜いと感じるかもしれません。アイデンティティの拠り所として主に身体イメージに注意が向いていると、境界性パーソナリティ障害に拒食症などの摂食障害が伴いやすくなります。あるいは、生まれつきのあざや鼻の形を身体の欠陥だと思い込んで、すぐにも整形手術が必要だと強迫的に考える場合もあります（これは医学用語で「身体醜形障害」と呼ばれます）。

境界性パーソナリティ障害のある人と向き合っていると、さまざまなパーソナリティが現れてきているように感じられることがあるかもしれません――信頼できる専門家、怒りを抑えようともしない人、奥ゆかしい恋人、攻撃的に要求する友人。何らかの役を演じているようだ、「ふり」をしているようだと、ボーダーラインの人自身がよく話します。そうしたアイデンティティの変化は、より深刻で稀な解離性同一性障害（「多重人格」と呼ばれることが多い）とは区別されます。

境界性パーソナリティ障害に伴うアイデンティティの不安定さは、少なくとも三通りの表れ方をします。それぞれを「カメレオン」、「心から信じる人」、「歪めて受け取る人」と呼ぶことにしましょう。そうしたパターンのどれかがあなたの大切な人にも現れていると気づいたら、以下で見ていく戦略のいずれかを使ってみるとよいでしょう。

一貫しないカメレオン

ウッディ・アレンの一九八三年の映画「カメレオンマン」の中で、主人公のゼリグは、周りの人のどんな身体の癖も、言語も、パーソナリティも装うことができます。アジア人のそばにいるとアジア人の特徴を見せます。フランス人に囲まれればフランス語を話します。観察しに来た精神科医の一団の前で、難解な専門用語も的確に使ってみせます。内面に空虚さを抱え、周囲に好かれようと必死になるなかで、ゼリグは一躍有名人となり、「カメレオンマン」と呼ばれるようになります。周りの人たちから望まれるまま、誰にでもなるのです。「カメレオン」と一緒にいると、退屈せず、楽しい場合もあるでしょう。状況によって、信頼できる従業員にも、まじめな親にも、魅惑的な恋人にもなるかもしれません。ただ、さまざまな役柄で混乱したり、その瞬間にどのペルソナを見せればよいかがわからなくなったりすると、その人の中で不安が高まり、二人の関係は脅かされかねません。

大学を卒業するにあたり、ゾエはわくわくしていました。でも同時に、意外に強い恐れを感じていることに驚いてもいました。すでに産科医の診療所で受付の仕事を見つけてあります。近くにこぢんまりとしたアパートメントの部屋も押さえてあります。自分だけで決めて、親にも、学校のカウンセラーにも、ボーイフレンドにも、ルームメイトにも頼らずに物事を進めています。でも、期待していた気持ちとは違いました。大人なら、力に満ちて、自信があって、知識もたくさんあるはず。それなのに、自分はどれにも当てはまりません。大人になった「ふり」をしなければなりませんでした。

ギルがはじめてゾエに会ったのはスポーツジムでした。ゾエはおさげ髪の半ズボン姿で、いかにもアメリカ娘といった感じに見えました。その後もジムで見かけるたびに、ギルはゾエに話しかけました。内気ながらも愛嬌があったゾエは、ゆわえた髪を指でもてあそびながら話しました。でもしばらくすると、急に話を打ち切って立ち去ることがありました。あるとき、ギルはバーでゾエを見かけました。はじめは誰だかわかりませんでした。ぴっちりとしたブラウスの胸元のボタンを挑発的にはずして、短いスカートをはいています。化粧をしている姿を見たのははじめてで、かなり濃く仕上げています。生き生きとして社交的でした。しばらくおしゃべりをしたあとに、デートに誘いました。

はじめのころのデートでは、スポーツジムの娘でした――髪をおさげにし、もの静かで内気です。ゾエの誕生日に、ギルは予告なしで職場を訪ねて驚かせようと決めました。産科医の診療所に入って、同僚と思われるアネットという女性に、ガールフレンドに挨拶をしたくて立ち寄っただけなのだが、と伝えました。「私なら、ここよ」。アネットの隣に座っていた女性が言いました。気づきませんでした。地味なパンツスーツを着たゾエが、前髪を目の上まで垂らしています。

ゾエが引っ越してきて一緒に住むようになると、ギルの生活は複雑になりました。ときどきゾエはいらだった様子で仕事から帰ってきて、アネットが自分を嫌っていてからかうのだ、と話しました。そこでギルが、アネットはまるで横柄で評論家みたいだねと伝えると、ゾエは泣き出し、大の仲よしなんだと主張します。友だちと出かけた先で、バーテンダーがいやらしい言葉をかけてきたとゾエが文句を言ったとき、どんな服装だったのかを尋ねると、ゾエは怒りました。それぞれの状況でゾエがどんな役割を果たしたのかと尋ねるたびに、ゾエは、ギルはいつも私のせいにすると言いました。でも、他の人を非難すると、ゾエはその人たちをかばいました。

どうやら、みんながそれぞれに違うゾエを知っているようでした。職場の懇親会に行くと、スタッフたちはゾエをとてもまじめな努力家と見ているらしく、もっと楽に考えられるようにならないと、とからかっていました。女友だちにはにぎやかにお酒を飲んで楽しむゾエが印象に残っているようでした。親といるときは元気で感じがよく、いかにも親元に住む娘の出立ちと髪型をしていました。そうしたゾエの全部と一緒に、ギルは暮らしていました。

あるとき、ゾエの職場の産科医が、中絶クリニックで患者たちから相談を受ける仕事を手伝ってほしいとゾエに頼みました。ゾエはすぐに引き受けました。忙しくしていたいし、支援が必要な女性たちが難しい決断をしようとしているのを助けたいのだと言います。

ギルは驚きました。「でも、僕たちが所属する教会は中絶反対だよ。君もあんなに反対していたじゃないか。マーニーが中絶しようとしたときのことを覚えてる？　説得しきったじゃない。ラマーズ法の出産クラスに付き添ったりもしたよね。どうして今になってこの仕事を引き受けようと思うのか、理解できないよ」

「あなたは絶対に応援してくれないのね。ずっとそうだった。私が何かをしたいと思うたびに、非難するだけ」。ゾエが泣きながら言います。

「理解できないだけだよ。どうしてある瞬間にはある考え方をしているのに、次の瞬間にはその考えを変えられるのか。つじつまが合わないよ」

「つじつまが合ってるなんて一度も思ったことがないくせに。こいつは愚かな小娘で、大きくて強い男に面倒を見てもらわないといけないんだって思ってるのよ！」。ゾエが怒鳴ります。もう泣いてはおらず、猛烈に怒っています。「何を考えるべきで、何を感じるべきかをあれこれ指図される必要なんてないわ。誰も必要じゃない。あなたなんか特に！」

「カメレオン」のもろいアイデンティティに正面から向き合うと、たいていは否認や怒りを買います。この手の対話をするときには、必ず先に「支援」発言をたっぷりと伝えなければなりません。「あなたはわかっていない」のような言い返しに耳を澄ましましょう。これが聞こえてきたら、ボーダーラインの人が「共感」のコミュニケーションを受け取っていないという合図です。誤解されていると感じているのかもしれません。こうした状況で起こる論争には、SETの心構えで臨むとよいでしょう。

ギル：そうだね。もっと他の人たちの力になりたいというのは、すばらしいことだと思うよ（支援）。ただ、どうしてそれを選んだのかがよくわからないんだ。これまでずっと中絶には反対の立場だったんじゃないかな。僕たちの教会の中絶反対デモにも全部参加してきたよね。

ゾエ：だって、手伝ってくれる人がいるといってサムソン先生が言ってて、それに、私がどれほど誠実かってことをわかってくれてるわ。私が一番いい仕事をするだろうとも言ってくれた。だから手伝いますって返事をしたの。

ギル：よくわかるよ。誰かが褒めてくれて、しかも君を必要としていたら、断りにくいよね（共感）。でも、きっとこのことで複雑な気持ちにもなっているはずだよね。

ゾエ：【怒る。「共感」と「支援」のメッセージを受け取りそびれて】あなたに私の気持ちがわかるはずないでしょう。私がしたいことを、どうしてことごとく批判するの？

ギル：【聞き取ってもらえるまで「支援」と「共感」の姿勢を続ける】批判するつもりはないんだよ。そうした女性たちのために、君なら多くのことができるだろうと思うよ。そんなふうに貢献できると気分がいいよね。それに、そんなふうに周りの人たちに対する思いやりがあるところも、僕は本当に好きだよ。でも、マーニーのために君がしてあげたことと、それについて君がどう感じていたかも知ってる。それに、教会に行ったら……どうだろう、気持ちが、その、混乱しないかな。

ゾエ：何を言ってるのかわからないわ。だいたい、サムソン先生をがっかりさせられないわ。

ギル：ねえ、ゾエ。君はたまに、それぞれ逆方向とも言える強い感情を表してきたよね。何かで気持ちがとても高まったかと思うと、あとになってがっかりしたり、罪の意識さえ感じたり。そして今度は、自分にいらだったりしたこともあったよね（真実）。

ゾエ：それで、どうしてほしいの？

ギル：【ゾエがかまをかけてギル自身の望みを言わせようとするが、その誘いには乗らない。誘いに乗れば、あとから責められかねない】そうだね、まず知っておいてほしいんだ。君が何をすると決めても、僕は受け入れるよ。僕たちの考え方がいろんなことにおいて違っていたって、ちっともかまわないと思ってる（支援）。僕が言いたいのは、僕たち二人ともが知っているように、何かを選ぶときの君の気持ちや態度が変わりうるということだよ（真実）。そこで、時間をかけてすべての選択肢をよく考えてから、大きな決断をするほうがいいと思うんだ。とはいっても、これじゃあ、あたり前のアドバイスにしかなっていないよね。要は、その役割を引き受けると、強い感情が引き出されて、君が混乱してしまうんじゃないかと心配なんだ。そこで、もし君がもうちょっと考えたいと思うなら、サムソン先生には、スケジュール的に可能かどうかを確かめるための時間が欲しいと伝えてはどうかな。もしくは、君がそうしたければ、僕たち二人で話し合ってもいい。カウンセラーに話してみるという方法もあるよね。君がどういうふうに決めても僕はかまわない。同意しないということで同意するのだってかまわないんだよ。

カメレオンマンのゼリグと同じように、ゾエも、好かれ、受け入れられることを必要としています。ギルにはそんなゾエを手助けすることができます。そのときに、正面から向き合ってそれぞれのパーソナリティをばらばらにしようとはしません。代わりに、自分の気持ちや姿勢が変化する様子にゾエ自身の目を向けさせようとします。また、周りから影響を受けて自分の中に矛盾する気持ちが生まれる様子にももっと気づかせようとしています。その気づきが得られれば、ゾエはより深く自己を探っていけるようになるでしょう。

心から信じる人

アイデンティティを探し求めるなかで、統制のとれた規律ある方向性を指し示し、単純な答えを提供してくれる人や組織にボーダーラインの人は魅かれます。グループ、宗教、信念体系などに固執して、ほとんど熱狂的とも言えるくらいにしがみつくかもしれません。また、そうした強い信念に同意しない友人を拒絶するかもしれません。何かに参加するために、他との関係を捨て去るかもしれません。そんなふうにして自分探しをしているうちに、自分自身を見失ってしまう場合もあります。戻ってくる道筋を見つけるのをパートナーとして手伝おうとしても、とてつもなく困難な場合があるでしょう。

単科大学を卒業したドンは、製薬会社の研究室に仕事を見つけました。早く出勤して遅くまで仕事をし、いささか正確すぎるとも言えるくらい、きっちりと割り当てをこなしました。研究室の他のメンバーから挨拶をされれば挨拶を返すこともありましたが、基本的には接触したがりませんでした。そんなドンの知性と熱意に気づいていた上司のピートは、先輩として彼を導こうとしました。家族の食事にときどき招待すると、ドンはしぶしぶやって来ました。しかし、昇進の機会を提示しても、抵抗しました。

ある日、ドンがいつものように職場から数ブロック離れたところで、独りでランチのサンドイッチを食べていると、若い女性が話しかけてきました。「あの、失礼だったらごめんなさい。通りかかったときにお顔が見えて、困っていらっしゃるのがわかったもので。不安そうですね。私はシンディと言います」。女性が微笑みながら握手の手を差し出しました。

ドンは仰天しました。そんなふうに話しかけられた経験がありませんでした。ましてや、きれいな若い女性になんて。反射的に握手に応じて、自分も名乗りました。話しているうちに、だんだん気持ちが楽になってきました。今晩、友人たちと会食をするからドンもぜひ来るといいわ、とシンディに誘われました。

ダウンダウンの集会場のような場所での食事会に出向くと、シンディが待っていて、他にも二十人ほどの出席者がいました。夕食のあとに一人の男性が立ち上がり、ドンの参加を歓迎しました。それから短い講演をしました――「誰でも、ときに寂しさを感じます。方向性を見失います。でも、ここにいる私たちは、内なる本当の自分を見つける方法を学んでいます。仲間とのつながりのおかげで、一人ひとりがもっている力を発揮できるようになります」。メンバーは自分たちの組織を「アセンブリッジ」と呼んでいました。

夜も遅くなって集まりが解散するころには、ドンの気持ちは変化していました。気にかけてもらっているようで、帰属意識を感じました。そして、必ず会合に出席し続ける、と興奮しながら誓いました。

それから数カ月にわたり、ドンは毎日のように集会場に出向きました。「アセンブリッジ」の慈善活動に参加し、組織のための寄付金集めを手伝い、そのうち給料からまとまった金額を寄付するようにもなりました。

職場では、ますます人を避けるようになりました。同僚たちに朝の挨拶を返そうともしなくなりました。上司のピートの誘いもぶっきらぼうに断りました。今では遅刻と早退が常習化していました。作業が雑になり、完了できないこともありました。そうした明らかな行動の変化に、とうとう上司のピートが単刀直入に事情を尋ねました。自己啓発プログラムの「アセンブリッジ」とかかわるようになって、「本物の友人たちと一緒に、自分の力を最大限に発揮できるように取り組んでいる」と、ドンは説明しました。

ピートは、はじめは笑い、それからいらだちました。「そんな間抜けな奴があるか！」。ほとんど金切り声です。「あれがカルトだって知らない人間なんかいないんだぞ。抜けないとだめだ」

ドンは猛烈に怒りました。「あなたに僕の行動を指図する権利なんてない。あなたのような有害な人のそばにいるべきじゃないんだ。ここは僕の本当の居場所じゃない」。一瞬ためらってから、「会社を辞めます」と言い捨てて、ドンは勢いよく出て行ってしまいました。

「心から信じる人」は、内面の空虚さを満たす方法を探しています。欠落している部分を、はっきり白か黒かのどちらかで満たしてくれるような構築物に何よりも魅かれます。オズの国を探しているのです。そこにたどりつけば、魔法使いが、勇気と頭脳と心、そして、自分には足りない何かと、充足感をもたらす何らかの厳格な構造とを与えてくれるのです。

「心から信じる人」は、閉じた体系に魅かれます。部外者は締め出される、特別なグループの中に受け入れてもらうのです。あなたは締め出される側かもしれません。しがみつける他の何かや誰かがいない状態では、ボーダーラインの人は有害な信念体系を簡単には手放せません。あなたにとって大切な人との関係を維持するためには、その点を受け入れなければなりません。そこで、その人がもしも他のもっと健康的な対象に関心を向けられるようなら、スポーツチームや、特別な関心で集まるクラブに参加したり、趣味を育んだりできるとよいでしょう。そうした新しい活動にあなたも一緒にかかわれると、なおよいでしょう。ただし、ここでの主な目標は、あなたが二人の関係から完全に締め出されてしまわないということです。ですので、そうした新しい活動を始める一方で、ボーダーラインの人が排他的なカルトグループと接触し続けていたとしても、今のところはかまいません。

その目標を念頭に置きながら、ピートは次のようにドンと対話できるでしょう。

ピート：君のことが心配だよ（支援）。そっけなくて、いらだっているみたいで、ここにいたくないと思っているように見える。仕事もいつもの調子が出ていない。ふだんならもっと頼りになるし、熱心だよ。今は君らしくない。

ドン：「アセンブリッジ」というグループにかかわっています。

ピート：聞いたことがあるよ。ほとんどの時間をそれに使っているみたいだね。そこで何をしているんだい？

ドン：いろんなことです。慈善活動をしています。集まりがあって、お互いに助け合います。ほとんどの人は理解していません。

ピート：そのとおりかもしれないね。だけど、化学を理解しない人もたくさんいて、それでも、製薬会社にいる僕はそんな人たちとも友だちだよ。化学以外の話題がいくらでもあるからね。まじめな話、知っておいてほしいんだ。君のことが気がかりだし、心配なんだ（支援）。周りや世間に対して心を閉ざしてしまったようで。

ドン：「アセンブリッジ」が僕に必要なものを提供してくれます。自分の力を発揮できるようにしてくれます。他の世界は邪魔になるだけです。

ピート：ねえ、なかには、「アセンブリッジ」がカルトで、人の心の不安定な部分につけこむ、と考えている人もいるよ。メンバーに圧力をかけて、友人や家族のほうを見ないようにして、グループに大金を寄付するように仕向ける、って（真実）。

ドン：根も葉もない噂が広がっているだけです。

ピート：ドン、君に何をすべきかと指図してるんじゃないんだよ。君のことが心配なんだ。君との友情や、仕事で一緒に達成してきたすばらしいことを失いたくない（支援）。何らかのグループの一員になって、所属していると感じられると、きっと心地いいだろうね（共感）。私もサッカーリーグの仲間たちといるとそう感じるよ。でも、「アセンブリッジ」に参加していたけどやめた人もいるよ。彼らの話が本当なら、有害かもしれない。受け入れられて、大きな何かの一部になれるのはすばらしいけれど、自分自身のために考える権利が失われるなら、もはやそうとは言えない。どういうふうに考えるべきか、誰といていいかを言われ始めたら、もう違う。預金をつぎ込み始めたら、自分自身を捧げ始めたら、もう違うんだ。本当に人間として成長しているんだったら、他の人や物事のための余地を君の人生にもてるはずだよ（真実）。私が知っている、一緒に仕事をしてきたドンを失いたくないだけなんだ（支援）。君の人生に、他の私たちのための余地を残しておいてくれないかな。私が今言ったことを、どうか考えてみてくれないだろうか?

ドン：考えてみます。

それからの数週間、家族との食事に誘ってもあいかわらず断られたものの、ある日、一緒にランチに出かけることにドンが同意しました。ランチのときに、ピートは、以前にドンがくれた「アセンブリッジ」のパンフレットをいくつか読んだことを伝えました。また少しあとになって、グループについてまだ懐疑的だったものの、グループが寄付を行っているのと同じ慈善活動のいくつかに自分も寄付をしたと伝えました。そのように妥協点を見つけて、二人は関係を続けていきました。

新しいグループやプログラムの中に不安な人生への答えを見つけたと、「心から信じる人」は感じます。どこかに所属しなければ、というニーズが圧倒されそうなほど強くなる場合があるのです。このニーズが、服従と、対立する視点の拒絶を要求します。そのため、その人の信念について問うときには慎重でなければなりません。「共感」を伝えるために、その人にとってグループがいかに大切かを認めてあげるとよいでしょう。なお、どんな状況でも、あなたか、所属グループのどちらかを選ぶように迫られていると感じさせてはいけません。妥協できる方法を見つけ、その人がグループやプログラムに参加し続けながら、あなたとのつながりも保てるようにしましょう。関係を維持することによって、だんだんと組織から離れられるかもしれません。

歪めて受け取る人

人生の意味とアイデンティティを模索するうちに、ボーダーラインの人は自己について偽の印象を発達させる場合があります。すると、その偽の印象に基づいた特定の役割を引き受けて、矛盾があってもそれにしがみつくかもしれません。たとえば、自分がクラブで一番優秀なテニス選手だけれども、公式試合に出られないのは、それぞれの年で、背中を痛めたから、膝を捻挫したから、興味がないからだ、などと主張するかもしれません。そうした自己認識を維持しようとして、「歪めて受け取る人」は、状況や他の人の行動を実際とは違うように話すこともあるでしょう。

転職や、結婚、離婚を繰り返してきているかもしれません。説明を聞くと、手が込んでいるとしても、たいていどれも似ています――どの上司も「意地悪」だった、同僚が全員「噂好き」だった、配偶者ごとに「虐待的」だった。決して本人には責任がありません。その人が描写するそれぞれの特徴は、描写されている人々や状況についてあなたが経験しているものとはだいぶ違うかもしれません。その上司も、同僚も、元配偶者も、友人も、あなたが知るかぎり、そのような人たちではないかもしれません。

そうした歪みは、しだいに、あからさまな嘘をついて自己認識を守ろうとするところまで進む場合もあります。はじめは意識的についていた嘘が、現実から離れるまでになって、真実ではないことを事実と思い込むかもしれません。一時的に精神病的になって、幻覚や妄想を伴うこともあります。

大切な人がそのようにしてアイデンティティを探し求めていると、あなたはパートナーとして、また違ったジレンマと向き合うことになるでしょう――誇張している？　嘘をついている？　本物ではない信念体系をつくり上げたのだろうか？　このようなときには、その人を事実に即した評価へと連れ戻し、あなたにも理解し、信用できるようなコミュニケーションを確立することが目標となります。

コーリーとアンは、ほぼ同じ時期に法律事務所で働き始めました。アンの家族は一時間ほど離れたところに住んでいましたが、コーリーは同じ街に身内がいませんでした。コーリーはアンと親友になるんだと主張して、実際にたくさんの時間を二人で過ごしました。しかし、コーリーとかかわりのない計画をアンが立てるたびに、コーリーは傷ついているようで、アンが週末を家族と過ごすときは特にそうでした。

あるとき、なぜコーリーは自分の家族と過ごしたがらないのかと、アンが率直に尋ねてみました。すると、アンの家族の親しげな様子と自分の家族とを比べてみると憂うつになるのだとコーリーが打ち明けました。コーリーは一人っ子でした。母親は何年も前に亡くなっていました。コーリーが言うには、父親とは親密だけれど、政府機関で仕事をしている父はほとんど常に出張中で、一緒に過ごせる時間はほとんどないとのことでした。

アンはコーリーを気の毒に思いました。父親についてさらに尋ねると、高度な機密にかかわる仕事をしていて詳しいことは話せないと言いました。それでもときどき、コーリーの街に一日だけ立ち寄るよと電話があったり、どこかで一日一緒に過ごすための旅のチケットを送ってくれたりする、とのことでした。どれもこれもロマンチックなわくわくする話で、コーリーと父との過去の冒険話に楽しく耳を傾けました。

ある朝、コーリーが泣きながら仕事に来ました。父にがんの疑いのある部位が見つかって、検査を受けているとのことです。慰めたいと思って、アンはその晩、コーリーの家まで食事を持っていきました。それからも夜を一緒に過ごすことが増えて、この苦しい時期をコーリーが乗り越えられるよう力になりたいと思っていました。

コーリーの様子が落ち着いてくると、アンはそれほど頻繁には訪ねなくなりました。でも、そこへまた連絡があって、父ががんと診断されて治療を始めることになった、とコーリーが話しました。よく眠れていなくて食欲もないというので、心配になり、また定期的に家を訪ねるようになりました。こうして、パターンができました――状況がよくなったように見えるとあまり訪ねなくなり、するとじきにコーリーが連絡をしてきて、もっと深刻な内容を伝えるのです。

何カ月かして、ある朝、コーリーが仕事に来ませんでした。何回か電話をかけても応答がなかったので、家まで行きました。慰めようがないほど泣きじゃくりながら、父が亡くなったとコーリーは言いました。

何週間も、できるだけたくさんの時間を一緒に過ごすようにしました。特別と言える人が、私にはもうアンしか残っていない、アンがいなくなったらどうしたらいいかわからない、とコーリーは言いました。コーリーの健康状態が心配になり、アンは責任をどんどん重く感じるようになりました。

ところが、それから二カ月たったころ、驚いたことに、コーリーの父親というヘンリー・ジャスパー氏から電話がありました。「コーリーから聞いていますよ。よい友人でいてくださっているそうで。実はコーリーのことが心配なのです」と言います。自分が再婚して以来、コーリーとはもう何年も疎遠になっていると説明されました。十キロも離れていないところに住んでいるのに、コーリーは訪ねてこない。最近は電話すら折り返さなくなっている。アンが思わずたくさん質問をすると、ヘンリーは礼儀正しく答えてくれました。ええ、政府の仕事をしています。市の職員として、裁判所で。いいえ、出張のある仕事ではありません。健康状態は良好です。

「ひどいじゃない！」。アンはコーリーに向かって叫びました。「信じていたのよ、あなたが困っていて、悲しんでいるって。痛ましい喪失の真っただ中にいるあなたの力になりたくて、何だってしてあげたのに。ふたを開けてみたら、全部でっちあげだったなんて。もう二度と信用しないから！」

「アン、ねえ、お願い」。泣きながらコーリーがすがりつきます。「ここまでしようとは思ってなかったのよ。あなたしか友だちがいないの。私がインフルエンザで寝込んだときも、スープを持ってきてくれて、本当に親切にしてくれた。誰かにあんなにも気遣ってもらったのははじめてだったの。それをいつも感じていたかったのよ。あなたがいつも一緒にいたいと思うような人になりたかった。それは、あなたに面倒を見てもらわなければならないような人だろうって思ったような気がするの。

　父は本当に皮膚の一部を検査したのよ。良性で問題なかったけど。でも、あなたがあんなに心配してくれるのを見て、やめられなくなってしまったみたい。物語がどんどん大きくなって、しばらくして、自分でもそれを信じ始めたんだと思う。それに、実際に接触がないから、ある意味で本当に父を失ってしまった気持ちなの。アン、私たち、とてもよい友だちだわ。あなたまで失いたくない」

　アンはどうしてよいかわかりませんでした。この茶番が発覚するまでは、実際、コーリーとの友情を心から楽しんでいました。一方、アンは、不注意にも、自分もコーリーの空想に荷担した部分があったことに気がつきました。つくり上げられた冒険話にわくわくして見せました。それに、助っ人役を喜んで演じ、意図せぬうちにコーリーの依存を助長してもいました。

友だちづきあいをやめようかとも考えました。でも結局、はじめのころの距離を維持することに決めました。ただ、そのためには、どこまでなら受け入れられるかの境界線をはっきり決めておかなければなりません。世話役になりやすい自分自身の傾向にも気づいていなければなりません。コーリーも、アンの信頼を取り戻す必要があります。

アン：親しい友人になって、それなりに時間もたっていて、私がどれほどあなたのことを大事に思っているか、知っているわよね（支援）。あなたがここしばらく苦しい時期を過ごしてきたことも明らかだわ。家族のことでは特にそうだったでしょうね（共感）。でも、あれだけ手の込んだ作り話をされては——。

コーリー：わかってる……。

アン：あれは受け入れられない。私たちの信頼関係が崩れたわ。それに、あなたのお父さんも傷つけた（真実）。

コーリー：ええ。わかってる。ごめんなさい。

アン：友だちでい続けるのなら、本物のコーリーとそうしたいわ。本物のコーリーは楽しくて、気遣いができて、信頼できる人だと思う（支援）。私が望んでいるだろうと、あなたが想像したコーリーとは一緒にいたくない。無力でかわいそうなコーリーが、私に面倒を見てもらうために無力のままでい続けるというのは嫌。それから、私自身も自分のことを注意してないといけないわ。私がみんなの面倒を見ようとしたり、みんなを幸せにしようとしたりする必要はないのよ。できるだけありのままの自分たちでいましょう。本当の自分たちで（真実）。

■誤　解

「歪めて受け取る人」には、誤解しやすいという傾向もあります。アイデンティティと、社会の中での自分の役割をしっかりとつかめていないため、他の人の動機に疑問をもちやすかったり、社会状況を分析する際のレンズが曇りやすかったり、不安による疑いで反論したりしがちです。

ボーダーラインの人がそうした歪んでいるかもしれない知覚にではなく、物事の現実にもっと上手に目を向けて誤解を解けるように、あなたも手助けすることができます。その人が劇的に脚色している状況にはあまり反応しないようにします。そして、それほど差し迫っていない別な角度から、他の可能性を示してみせます。それから、物事を大きくとらえすぎているかもしれない点を説明します。他の困難と同じで、ボーダーラインの人の誤解と向き合うときにもSETのアプローチを適用することができます。それにより、その人の生きづらさを大いにやわらげることができるかもしれません。

木曜日のランチのあと、レベッカのオフィスではちょっとした集まりがあり、ケーキとフルーツパンチを囲んで同僚の定年退職を祝いました。レベッカの近くで机を並べて仕事をしてきたジョシュは、この一年のあいだに、レベッカにかなり好意をもつようになっていました。レベッカは能力があって、機知に富んでいて、物惜しみしません。そんな彼女に、ジョシュは誰よりもよく話しかけ、職場の外でスタッフが交流するイベントにも参加するよう勧めました。彼は、レベッカが集団の中だとどれほど不安になるかにも気づいていました。どうしたらよいかわからないらしいレベッカが、ほとんど誰とも口をきかない様子も目にしていました。

今日の集まりでも同じでした。休憩室の隅に立ったレベッカは、飲み物をすすりながら、マグカップ越しに疑い深げに目を細めています。視線の先では、同僚たちが寄り集まり、部屋を眺めまわしては笑っています。ジョシュがレベッカに近づくと、彼女は疑いを隠そうともしないで、同僚たちが自分のことを笑っていると言いました。

ジョシュが話しかけました。「わかるよ。オフィスのみんなが君のことを噂していると思うんだね。きっとすごく居心地悪いよね（共感）。僕もときどき、パーティーや何かの集まりに参加すると、なじみのない人たちがひそひそ話をしながら僕のほうをちらちら見ているような気がして、一瞬考えることがあるんだ。僕のことを噂しているって。でも、そういうときには自分に言い聞かせるようにしてるんだ。彼らは僕のことを知らない。どうしてあえて僕のことなんか話すだろうって。それに、仮に僕をばかにしてたって、僕の知ったことじゃない。どうせ知らない人たちなんだからって。このオフィスでは、みんなすごく忙しいよね。お互い、誰かのことを気にしている暇なんてなさそうだよ。それに、たとえ誰かがあれこれおしゃべりしてたって、知ったことじゃない。どちみち、それほど大切な人たちじゃないんだから（真実）」

レベッカの誤解をジョシュが解きほぐしました。レベッカの歪んだレンズの焦点を、深刻で挑戦的なものではなく、気軽で対話的なものへと向け替えたのです。心もとなく感じているのは君だけではないと請け合って、レベッカの不安をやわらげ、その過程で、大きくなりつつあった歪んだ見方を小さくすることもできました。

■精神病的な歪み

ときどき、一時的とはいえ、ボーダーラインの人の歪んだ見方が明らかな妄想へと変わっていく場合があります。これは、短期間の精神病様エピソードと呼ばれています。そのように現実から離れた状態は、幻聴や幻視、被害妄想という形をとったり、あるいは解離によって、その間の自分の行動に覚えがないといったことが生じるかもしれません。それらはたいてい、極度のストレスを抱えている時期に起こります。急にエピソードが現れたかと思うと、同じくらい唐突に消える場合があって、周りの人たちは困惑します。

ランスはフェリックスのことが心配でした。単科大学の期末試験で、二人ともプレッシャーを感じているのは確かです。でも、数日前にガールフレンドにふられてから、フェリックスの様子が変なのです。日ごろから気分が変わりやすく、癇癪も多少あったりして、つきあいにくいところはありました。でも、今回はそれとは違います。ぶつぶつと独りごとを言っています。それからどんどん興奮していって、一貫しないことを叫び出します。どうしたのかと問い続けるのですが、「声」が「お前はからっぽ」だと伝えてくると言うばかりです。そのうちに寮の部屋の中で暴れ出し、ランプを倒し、机の上にあった本をまき散らしました。

「奴らに自殺させられる。そうさせないでくれ」と叫んで嘆願するフェリックスに、ランスは腕をつかまれました。恐ろしくなって、落ち着かせようとしました。でも、注意がよそを向いていて聞こえないようで、部屋の中をいつまでものしのしと歩き回っています。そこで救急車を呼び、フェリックスは救命救急室に連れて行かれました。

救命救急室の精神科医が言うには、薬物の使用やその他の可能性を排除したうえで、フェリックスは妄想型統合失調症にかかっている、とのことでした。ひとまず数日間は精神科病棟に入院し、薬を投与することになりました。フェリックスの家族には病院から連絡をして、単科大学の退学手続きや、いったん自宅に戻ってからのさらなる集中的な治療の手配を頼んでくれることになりました。

ところが、次の日に着替えを持ってふたたび病院を訪れると、フェリックスはふだんと同じ様子に見えました。前日に動揺して病院に来たことはぼんやりとしか覚えていないけれど、よく眠ったら気分がすっかりよくなって、医者からの退院許可を待っているところだと言います。「なかなかいい待遇だったよ。看護師さんたちが優しくて」と嬉々として話します。「でも食事は最低。それに、昨日投与された薬では頭が働かなくなった。だから今朝は断ったんだ」。そこへ精神科医が入ってきたので、ランスは退室して待合室に行きました。

じきにフェリックスが出てきて、医師もあとに続きます。「帰ろう」と、フェリックス。医師のほうをみると、肩をすぼめて見せます。帰りの道中、フェリックスが説明するには、医師が謝ったそうです。「僕のことを、こともあろうに統合失調症だって思ったらしいよ」。フェリックスが説明を続けます。医師は、今回のことをストレスが関係した「短期間の精神病様出来事か、またはそのたぐい」と呼んでいたそうです。「たっぷりと睡眠をとって、まあ気楽に、とも言われたよ。どういう意味だか」

歪めて受け取るボーダーラインの人が一時的に現実から離れたときにどんな様子になるか、

ランスはそれを目の当たりにしました。そして適切に振る舞い、専門家に助けを求めました。ストレス下では、ボーダーラインの人の現実把握が完全に崩れる場合があります。そうしたときに、幻覚が本物ではないと説得しようとしても何の役にも立ちません。むしろ、その人はもっと闘争的になりかねません。そうした状況では、医療に助けを求める必要があります。

本当の自分を探し求めて

ボーダーラインの人は、これが本当の自分だと感じられる役割を演じずにはいられません。そうした役割を演じることで「わたし」が定まり、内面の空虚さが満たされます。すると、アイデンティティに似たものを何かしら確立することができます。しかし、そのようにして確立したアイデンティティは、子ども時代から思春期、大人へと、時間をかけて形づくられてきたものではありません。壊れやすく、それほど堅固でもありません。それが揺らぐと、空虚さが戻ってきます。そのため、それを維持するために粉飾しようとするかもしれません。けれどもあなたはパートナーとして気づいていてください。そうしてつくり上げられた役割と、それを維持するためにボーダーラインの人が行う操作は、あなたがその人に求めている、とその人が考えるものを提供しようとして生じているのかもしれません。つまり、そうした過程にあなた自身がどう荷担していそうかを調べる必要があるのです。

あなたの気遣いが無条件のものであると強調することで、大切な人の不安と向き合うこともできます。その人が何かを達成すればすばらしいと思うし、いらだっていれば共感もします。でも、そうしたことで、その人を大切に思うあなたの気持ちそのものが変わるわけではありません。大切な人に説明するときには、あなた自身の欠点や、がっかりな点をいくつか挙げてから、そうした面があるにもかかわらず、その人にあなた自身を受け入れてもらっていると信じているし、それと同じように、あなたも、いろいろな面をもつその人を丸ごと受け入れている、と伝えるとわかってもらいやすいでしょう。大切な人が、長所も欠点もある人間として自分自身を受け入れられるように、また、その人のそばに居続けるというあなたの覚悟に気づいてくれるように、ボーダーラインの人を助けましょう。

自分は何者で、何に価値を置いているのかについての確信や、矛盾も含んだ世界を理解する力を育むことで、ボーダーラインの人は、その特徴とも言える空虚感をいくぶんかは満たすことができるでしょう。また、あなたと大切な人とで嘘と現実とをしっかり区別していくと、より一貫性のある、信頼のおける関係を再スタートさせることもできるでしょう。

アクションステップ

そばに居続ける覚悟や一貫性をあなた自身の姿を通して見せることで、あなたは、大切な人がよりしっかりとした自己の感覚をつくり上げるのを手助けすることができます。また、その人のアイデンティティが変化する理由がわかると、それにどう向き合えばよいかが見えてくるでしょう。

◆受け入れて、一貫した姿勢で、いつでもそこにいる

自分が何者であるかを明確にしようとして、ボーダーラインの人はもがいています。受け入れられ、気遣ってもらっていると感じられなければなりません。「わたし」を確立するためのその人の旅を、あなたが理解して支援しようとしている点を伝えましょう。この章で見た例を振り返るなら、ギルの場合、ゾエが仕事でどんな選択をしてもゾエを受け入れると約束し、安

心してもらうことが重要でした。また、ピートは、ドンの生活から締め出されたくないし、彼とのつながりを維持したいと思っていると、ドンにはっきりと伝えました。

◆最後までやり遂げるように励ます

「カメレオン」のボーダーラインの場合、プロジェクトからプロジェクトへと移って、どの活動も最後まで続かないかもしれません。活動を完了できるよう励ますことにより、一貫性が生まれて、自尊心を高めやすいでしょう。割り当てられた仕事を最後までやり遂げられるよう励ましましょう。単位を取る前にクラスに出席しなくなったり、仕事を辞めたりすることを思いとどまれるように働きかけましょう。

◆一緒に健康的な活動をしよう

一緒に運動をしたり、講演会に行ったり、映画や展覧会に出かけたりしましょう。そうしているうちに、その人も自分は何が好きで何が嫌いかがわかるようになり、自己の感覚がより明確になってくるでしょう。

◆チームの一員になろう

「心から信じる人」は孤立する場合があります。その人の世界を広げることができれば、自由になった感じを味わってもらえるかもしれません。閉じた世界の外にいる人たちと触れ合えるように、たとえばボーリングのリーグやソフトボールチームに一緒に参加したり、教会に連れて行ったり、あなたの自宅でのバーベキューに招待したりできるとよいでしょう。

「十二ステップ」プログラムでは、アルコール依存症があるにもかかわらず問題を抱えていないと主張する人に対しては、通常、グループで向き合うという形で「介入」します。「心から信じる人」の行動が、その人自身が選んで夢中になっている団体活動によって破壊的になり始めているのでしたら、「十二ステップ」プログラムと似た方法でアプローチしてもよいかもしれません。友人たちや家族でチームをつくって向き合います。「真実」を伝えているのが気遣ってくれている人たちであれば、その人も否認しにくいでしょう。

◆選択を迫らない

選択を迫ると、あなたは締め出されるかもしれません。配慮の足りない要求をしないように気をつけましょう。たとえば、「本当に私のことを思っているなら、その組織からは離れてくれるはずよ」、「どちらかを選んでくれ。僕か、君たちのグループか」などはいけません。そうした選択を迫るのではなく、あなたがその人の習慣の中に入っていけるようにしましょう。大切な人がしている活動を快く思っていないことは伝えてもかまいませんが、参加し続けることは容認しましょう。論争が堂々めぐりになったら切り上げます。

本章で見たシナリオを思い出してください。選んだグループへの参加を続けたいというドンの気持ちにピートは「共感」を示し、もっとドンと一緒に過ごしたいのだと力説することで、ようやくドンとの関係を維持できることになりました。

◆精神病と論争しない

アイデンティティが完全に分離している、深刻な妄想がある、現実から完全に解離している、などの兆候があるのでしたら、できるだけボーダーラインの人が落ち着けるようにしましょう。幻覚が本物ではないと主張してはいけません。医学的な支援を求めましょう。

◆あなたが間違えたのならそれを認めましょう

ときにはいらだって、大切な人に対して堪忍袋の緒が切れることもあるでしょう。癇癪を起こす、あるいは、落ち着いてもらいたい一心で、現実味のない解決策を提案することもあるでしょう。同意しているふりをしておいて、そうではなかったことがあとからばれるようなことも考えられます。そうした好ましくない事態を引き起こしてしまったのでしたら、そうと認めましょう。そうした場面ではSETを使って、大切な人を気遣う「支援」的な発言をし、その人に感じさせてしまった痛みを「共感」的に受け止めて、あなた自身の責任を「真実」の姿勢で受け入れましょう。

◆あなたがすべてを決めてしまわない

あなたばかりが活動を選んでいるようでしたら、大切な人にも振りましょう。いつも同意してくれていても、もしかしたらそれは、あなたとのあいだでは波風を立てるべきではないと感じているからかもしれません。もっと積極的にその人の考えを引き出しましょう。どんな映画を観たい？　どのレストランに行きたい？　誰と会いたい？　今夜は何をしたい？　その人の空虚さを満たそうとして、あなたが代わりに決めてしまってはいけません。そうではなく、大切な人にどんどん決断してもらい、何がしたくて何はしたくないのかを考えてもらいましょう。

あなたの怒りや失望でボーダーラインの人を怖がらせてしまうと、あなたをいらだたせないために、その人は見せかけの振る舞いをするかもしれません。あなたが癇癪を起こしたのでしたら、謝りましょう。そして、意見が違っても、いらだっていても、お互いに誠実でいることが、あなたとその人との関係においては最も重要だということを強調して伝えましょう。

◆

維持しようとすれば、どんな関係でも大変です。あなたにとって大切な人にしっかりとした自己の感覚がなければ、それはますます困難です。その人の行動が急に変わると、あなたは恐ろしく感じるかもしれません。絶えず変化する矛盾した行動に、正面から立ち向かいたくなるかもしれません。欠けている自己の感覚を、あなた自身の考えや感じ方へと導くことで満たそうとしてしまうかもしれません。しかし、ボーダーラインの人が自分なりの道を見つけ、失敗も成功も受け入れてそれに適応できるように後押しすることが一番です。何よりも、お互いへの信頼に着目することが重要です。そして信頼は、「真実」が受け入れられるところでしか築くことができません。

ボーダーラインの人は、内面の虚しさを満たそうとするニーズが大きくなりすぎて、圧倒されてしまう場合があります。そんなときにあきらめて、自分は惨めな犠牲者のままなのだと思ってしまうかもしれません。次の章では、この点について見ていくことにしましょう。

第8章 わたしは犠牲者

ボーダーラインの人は、自分を犠牲者としてとらえがちです。失望、虐待、裏切りはどれも幻滅につながり、決して気持ちが満たされることはないのだと確信します。ある種の罪の意識や、ひどい仕打ちを受けて当然という気持ちが湧くこともあるでしょう。すると、絶対に幸せにはなれない、みじめな運命が自分にはふさわしいとして、絶望が前提となるかもしれません。こうして、変わろうとしたり、よくなろうとしたりするどんな試みも、放棄して当然とされます。また、犠牲者役を演じているかぎり、ボーダーラインの振る舞いを正当化し、責任を周りに投影できるという面もあります。「薬物をやめられないのは、君が僕を傷つけてばかりいるからだ」、「お酒以外に気持ちを楽にしてくれるものがない」、「あなたのためにこれだけのことをしたのに、これっぽっちしか返ってこない」と。

こうして、微妙な状況が生まれます。あなたの大切な人が、罪の意識、自責の念に苛まれ、罰を受けているように感じることがある一方で、場合によっては、責任を投影されたあなたが、その人を不幸にしている加害者として叩かれているように感じることもあるのです。投影された罪の意識の受け手にあなたがなってしまうと、誰が本当の犠牲者で、誰が誰を罰しているのかがはっきりしなくなります。あなたが惨めに感じさせるから、あなたが安心させてくれないから苦しんでいるのだ、とボーダーラインの人は主張します。けれどもむしろ、あなた自身が叩かれているようにあなたには感じられます。大切な人を不幸にしているといつも責められ、苦しみを取り除く力がないことを絶えず非難され、その人を助けようとして何を試みても認めてもらえません。こうして、犠牲者があなたを犠牲者にします。

境界性パーソナリティ障害において、犠牲者の役割がどのように現れてくるのか、また、その状況にどう反応すればよいかを本章で見ていくことにしましょう。この犠牲者の役割に、いかに簡単に巻き込まれてしまうかに気づいていることが重要です。絶望を共有しなければならないように感じてしまうかもしれません。魔法のように問題を解決して、二人の関係をどうにかして取り戻さなければという責任を感じる場合もあるでしょう。パートナーとして、大切な人の絶望を強めないようにしなければなりませんが、それと同時に、その人のヒーロー、もしくはその人を不幸にする加害者として、あなた自身をとらえたりしないようにもしなければなりません。そのために、これまで紹介してきた技法を使うことにしましょう。

「悪く思ってしまう自分を悪く思う」罠

もともとネガティブな自己イメージがあるため、境界性パーソナリティ障害では、ネガティブさがなにかと強まりやすいと言えます。あなたの大切な人も、自己批判を積み重ねているかもしれません。考えてみてください。その人が不安を感じて自分を傷つけたとします。すると、自分の行動をコントロールしきれなかったことで自分に怒りを感じるかもしれません。さらに、新しい傷を見てますます憂うつになります。こうしたことすべてが、無力感をいっそう強めます。

ボーダーラインの人だけではありません。あなたも堂々めぐりの自己非難の罠に落ちるかもしれません。たとえば、大切な人の不幸せな様子に責任を感じたとします。次に、その人がつらいのは自分のせいだと感じます。そのうち、助けようとしていろいろと試みてもちっともうまくいかないことにいらだち、よくするどころか状況をさらに悪くしてしまったと自分を咎めることにさえなってしまいます。こうして、自己批判をどんどん募らせるかもしれません――負えもしない責任を引き受けすぎた、癇癪を起こしてしまった、何の助けにもなっていない気がする――そして、そんなふうに悪く思ってしまう自分を悪く思う。パートナーとして、大切な人が自分自身を罰しすぎていることに気づけるよう手助けする一方で、あなた自身が影響されないように気をつけましょう。一歩下がって、あなた自身が自己批判を積み上げていないかどうかを確かめましょう。「支援」と「共感」と「真実」の姿勢を、あなた自身にも向けるのです。

仕事を失ったオードリーは、三十歳にして自分のアパートメントを出て、母のマーサとふたたび同居しなければならなくなりました。マーサの子育てスタイルは、罪の意識を子どもに植えつけて、自分の人生への不満を言うことで成り立っていました。「車が欲しいなんて、どういう神経かしら。私がどれほど大変な思いをしながらあなたとの生活を支えているか、知っているでしょう?」、「門限を過ぎていたから心配したわ。心臓発作を起こしてほしいの?」、「ガールフレンドを怒らせるなんて、きっとあなたが何かまずいことをしたのね!」、「あなたの洋服を買うのにつきあうのがどれだけ恥ずかしいか知っているの? そんなに太っているんだから」

何かで不満を感じたオードリーが愚痴をこぼしても、たいていマーサは自分の心配事のほうがよほど大変だと言って返します。話の焦点を頻繁に自分自身に向き替えます。「あなたが太らない食生活をどうしても続けられないなんて、きっと私がひどい母親なんだわ」。母親のそうした考えを、オードリーはふだんは静かに受け取って、自己批判の渦の中に引きこもりました。

ある晩です。オードリーが食器洗い機に食器を入れていると、肩ごしに覗きこんだマーサが金切り声をあげました。「何回言えばわかるのよ! 私が血を固まりにくくする薬を飲んでいることを知っているでしょう? フォークやナイフは下向きじゃないとだめなのよ。上向きだとケガをするでしょう? 血が止まらないまま、救急車が来る前に死んでしまうかもしれないのよ。そうなって当然だとでも思っているんでしょうね。あなたのせいで気が動転して、なんだか気絶してしまいそう」

オードリーは今回はがまんできませんでした。何年かぶりに母親に向かって叫びました。「やめてよ！　母さんは自分を哀れむ材料を見つけることしかしないじゃない！　もうがまんできない。食器の入れ方が気に入らない？　だったら自分で入れなさいよ！」。オードリーは流しに投げ入れて壊れたコップもそのままに、キッチンから飛び出しました。マーサは泣きながら床に崩れました。

自分の部屋まで、キッチンで泣いている母の声が聞こえてきます。だんだん罪の意識を感じ始めました。謝って慰めようと思い、母のところへ行きかけて、その前に親友のヴィッキーに電話で話そうと決めました。いきさつを伝えているうちに、ヴィッキーが笑い始めました。

「なんで笑ってるの？　面白くないでしょ」

「ごめん」とヴィッキーが答えます。「あなたのことを笑ってるんじゃないのよ。むちゃくちゃな状況全体に驚いてるだけ。お母さんが批判するんでしょう？　食器洗い機への食器の入れ方が気に入らないって。そして、指先を切らせて殺そうとしたって非難する。それで大騒動になる。まるで、そうね、ひと昔前のテレビ番組にあったわね。お暇なシニア女性たちが繰り広げる『ゴールデン・ガールズ』のエピソードみたいよ」

「まったくだわ。でも、今も母がキッチンの床に座り込んで、おいおい泣いてて、なんだか私までひどい気分よ」

「どうして?」

「まあ、母親だし、それに――」

「でも、お母さんが自分でこの状況をつくりだしているようなものだって思わない? つまり、『かわいそうな私』の殉教者ギャグをお母さんがいつも演じているわけだし」

「ええ、それでも考えてしまうのよ。この状況を申し訳なく思うべきだって。つまり、もっと罪の意識か何かを感じるべきだって」

「悪いと思わないから悪いと思うのね?」とヴィッキー。

「違う! 実は、悪いと思ってしまうから嫌な気持ちになるの。本当は悪いなんてちっとも思うべきじゃないのよ。母にこうしたことをずっとされてきたわ。それで申し訳なく思うなんて、ばかばかしいわ」

「そのとおり」。ヴィッキーが断言してくれました。「でも、そのことで自分を責め始めたらだめよ。だって、そこで責め始めると、悪いと思ってしまうことを嫌だと思ってしまうことで嫌な気分になるからよ！」

電話を切ると、気持ちがさっきよりも軽くなっていて、もっと状況をコントロールできるような気がしました。母をより理解できるようになったようにも感じました。キッチンに戻ると、母はまだ床に座っていました。

「ごめんなさい。怒鳴るべきじゃなかったわ」。母が立ち上がるのを助けます。

「そのとおりね。身体の問題があっても、娘のためを思ってこれまでやってきたんだし」。

マーサがあいかわらず反論します。

オードリーは心の中で微笑みました。今では、母親が殉教者役を演じて娘に罪の意識を植えつけようとしていることがはっきりとわかります。「わかっているわ。私が戻ってきて、当然ストレスが大きくなったわよね。余計な負担になっていて気が引けるわ。生活を変えて調整するのは誰にとっても大変だもの（共感）。私はお母さんの娘で、ずっとお母さんのことが大好きだし、これだけ助けてもらって感謝しているわ（支援）。ここはお母さんの家で、家事にもやり方があるのよね。ここにいる間はなるべく従うわ。今、面接を受けている仕事に無事に就けたら、すぐに住む場所を見つけるつもりよ」

「まあ、急ぐことはないわよ。あなたがここにいてくれてうれしいし、好きなだけいてもらってかまわないわ」
「ありがとう。いつでも頼りにさせてもらえるってわかっているわ（支援、ただし真実ではない）。でも、物事の進め方には私たちそれぞれに好みがあるようだし、自分の居場所がそれぞれにあるほうがよさそうね（真実）」

犠牲者役が板についているなら、行動を叩いて変えようとしても難しいでしょう。絶望的な態度にボーダーラインの人自身が気づいていないかぎり、変わろうとする動機をもちようがありません。自己非難を積み重ねる必要も、嫌な気分であることを嫌だと思い続ける必要もないのだと反論しても、その人の不満をかえって募らせるだけでしょう。

だとすると、その人との関係を、あなた自身が傷つかないレベルで続けることが目標となります。一歩離れて状況を眺められるような視点を身につけなければなりません。犠牲者役のその人から投影された責任を簡単に受け入れないようにするのです。責任をそのように投影することで、その人は自分自身を守っているのだと理解することが役に立つでしょう。葛藤を扱うときの自分のやり方に疑問をもてば感じることになる感情の痛みから、ボーダーラインの人はむしろ傷自分自身を守ろうとしているのです。責任を回避するためにそれを他の人に投影し、むしろ傷つきやすい人として、犠牲者として、つらいやりとりの中で一切の責任がないほうの人として、自分をとらえなければならないのです。

ボーダーラインの人は犠牲者役を手放せないのだということを理解すれば、責任や罪の意識を投影されても受け取らずにいやすくなります。一歩離れて眺めましょう。あなた自身、後悔する振る舞いをたとえいくらかしていても、自分の反応を悪く思う気持ちをその上にどんどん積み重ねなくてもよいのです。ボーダーラインの人から気持ちの面で距離を置くことができたときに、うれしくなったり、よかったと感じたり、ほっとしたりしても、それを申し訳なく思う必要はないのです。ボーダーラインの人にはときどき、たった今見たとおり、嫌な気分であることを嫌だと思い続けようとするニーズがあるのかもしれません。しかし、あなたにはその必要はないのです。

犠牲者役と向き合う

時間がたてば、「わたしは犠牲者」の意識と向き合い、それをやわらげることもできるでしょう。しかし、時期尚早にそれを崩そうとしてもうまくはいきません。「そんなにひどい状況じゃないよ」、「自分を憐れんでいるだけだ」などは言っても無駄です。というのも、ボーダーラインの人は、自分の痛ましい体験は自分だけのものであって、他の人には理解できないと感じているからです。過去の失敗があきらめる権利（と正当な理由）を与えてくれるとも感じています。無力感に浸っているのかもしれません。そんなボーダーラインの人には、ＳＥＴを使いながら時間をかけて働きかけましょう。まず、「共感」の姿勢を示し、その人が経験したような破壊的なトラウマのあとでは絶望的に感じるはずだと、あなたが理解していることを伝えます。次に、「支援」の姿勢で、そうした傷をどうにか耐え抜くだけの強さがその人にはあったということを思い出してもらいます。そのあとで、「真実」を示し、傷ついたにもかかわらず、ちゃんと仕事を続けている、子どもたちを育てている、人生を切り盛りしていると伝えることができます。そうです。その人は、あきらめてしまうべきだと感じているのかもしれませんが、あきらめなかったのです。

あなた自身の弱いところを打ち明けると、大切な人も、失望している事柄についてもっと心を開いて話しやすくなるかもしれません。ただし、比較する形（「そうそう、僕も同じ経験をしたよ」）になってはいけません。それでは、この状況が自分に特有のものだというボーダーラインの人の主張に異議を唱えるだけになってしまいます。そうではなく、ここでは、変わろうとしたり、よくなろうとしたりするのをあきらめてしまいたいというその人の願いが、あなたにも、周りの人たちにもよく理解できるということを伝えるのです。感じている痛みについて、その人がもっと心を開いて話せるようになれば、別な視点から眺めやすくなります。あなたをもっと信頼してくれるようになれば、満たされなかった過去と今の状況との違いを見つめられるよう、あなたが手助けしようとしていることにも、より反応してくれるようになるでしょう。

出会った瞬間、イーサンはロズのとりこになりました。ゴススタイルで身を固め、皮肉のこもったユーモアを言うところが魅力的でした。でも、ロズのほうが壁をつくりました。イーサンの気持ちを疑いました。どうして自分なんかと一緒に過ごしたいのか、と尋ねました――提供できるものなんか何もないのに。人生のはじめから貧乏くじを引いてばかり。逆転できると思った時期もあったけど、まあ、結局できなかった。それはそれ。

それでもイーサンはねばりました。ついにロズが折れて、つきあい始めました。しかし、すんなりとはいきませんでした。ロズの格好を褒めれば、どうせセックスしたいだけでしょ、と言われました。ふざけてからかうと、ばかにしてる、と言われました。

「ねえ、どうしてそんなに一緒にいにくくするんだい？」。あるとき聞いてみました。

「どうして一緒にいようなんて思うの？　私のことをよく知りもしないのに」とロズは答えました。

「だからだよ。君をもっとよく知るためさ」

「悪いことは言わない。私にはかかわらないほうがいい」。ロズが言います。「イーサン、あなたはいい人よ。でも、私は誰ともうまくいかないの。さっさと離れて、あなたのことを本当に大事にしてくれる人を見つけなさいよ」

この時点で男性たちはあきらめたものでした。ところが、イーサンはロズのことが好きで、あきらめることができませんでした。どうやら、ロズの背後には謎の暗幕があって、そこにはロズが話したがらないつらい過去が覆い隠されているようです。そこで、イーサンは自分の人生について話しました。つらかった両親の離婚、学校でのいじめ、うまくいかなかった結婚。そうした挫折に対処するのはすごく大変だったし、今でも影響を及ぼしている、と。

それでいくらか打ち解けたロズが、ビューのことを語りました。ビューもねばりました。ロズをよく知りたがりました。そして、居心地よくしてくれました。ヘロインで。ヘロインを使っているときのビューは優しく、リラックスしていました。でもそうじゃないときには乱暴で、虐待的でした。あざなら隠せましたが、腕を骨折したときは救急病院に行かなければなりませんでした。

イーサンが、ビューはひどい奴だと伝えると、ロズはそうじゃないと言いました。「いつも私のせいだった。怒らせる方法を知っていたのよ」

たとえそうであっても、身体的な虐待は絶対に許されないと主張すると、ロズが怒りました。「わかってない。私が殺したのよ！」

ロズの説明では、最後に暴力を振るわれたとき、薬を打つために一緒に使っていた針を投げつけて、「ハイになってくれれば。ゴミ野郎が。それしかうまくできないくせに！」と叫びました。それからロズは洗面所にこもり、内側から鍵をかけ、そのまま眠ってしまいました。次の朝、裏庭のポーチで、薬を大量に打ったビューが死んでいました。

「針を刺すあの痛みが大嫌いだった」とロズは泣きながら言いました。「ビューがいなくなってよかったって感じたのよ。最低でしょう？　ひどい気持ちよ」

「ビューは君を叩いた。みじめで悲しい人だった。彼がいなくなってほっとしたとしても当然だよ（共感）」

「私は忌まわしい人間よ」。ロズが続けます。「誰かが死んでよかったって思うなんて、いったいどれだけ最低な人間なの？」

「ロズ、僕は君のことを大切に思ってる。僕を君の人生に受け入れてくれないかな。力になりたいんだ。君は、自分で思っているような悪い人間じゃないと思うよ（支援）。君は自分に厳しすぎるよ。どうも、ある種の箱のようなものに自分を押しこんでいるみたいだ。どう振る舞っても自分が悪い人間に見えてしまう、からくりの箱にね。だって、それほどひどい扱いをされた人を失って本当に悲しいのなら、ある種、君は救いようのないマゾヒストで、虐待され続けるのを望んでいることになるよ。かといって、その男性が自殺したことを嬉しいと感じるなら、まあ、意気揚々としたサディストみたいだ。だから、どっちにしても自分を打ちのめすことになる。つまり、虐待されて当然なほど、自分にはたくさん問題があると思えば気持ちが落ち込むし、その一方で、ひどい目にあわなくなってほっとしていると、罪の意識を感じるんだ」

「わたしは犠牲者」と感じるボーダーラインの人にとって、自分と冷酷な世界は対立しています。そして、世界が勝ちます。おしまい。しかし、あなたが根気強く接し続ければ、無力に感じているその壁を打ち破ることができます。自分は弱いとその人は感じているかもしれませんが、もっているはずの強さがあったからこそ、それだけの問題を生き抜いてこられたと指摘することができます。敵対者がいないときでさえ、戦いに負けると予想してしまっていることを理解できるように助けることもできます。また、他の人たちが世界にどのように対処しているのかを認識しようとして、それまでにその人が試してきたことを超えて、視点を広げられるよう手助けすることもできるかもしれません。それができれば、より広い視点から、思っているほど敵対的ではない環境の中でどのように生きていけるかが、その人自身にも見えてくるでしょう。そして、たとえ過去に不満を感じることがあったとしても、それで将来まで悲観する必要はないということを受け入れられるようになるでしょう。

アクションステップ

境界性パーソナリティ障害のある人が「自分を犠牲者」としてとらえているなら、細く険しい道を踏み外さないよう、気をつけて対話しなければなりません。大切な人が感じている痛みに「共感」し、絶望する気持ちを理解していることを伝えます。そうしつつ、無力だというその人の主張には賛同しません。「支援」と「共感」でバランスを取りながら、「真実」を伝えていくことが重要です。

◈ポジティブな点を評価しよう

不利な条件にもかかわらずボーダーラインの人が成し遂げたことに注目しましょう。犠牲者になったことは認めつつ、それでも耐え抜いたのですから、必ずやもっているはずに違いない強さを讃えることができます。

ポジティブなことを指して、たとえばこんなふうに言えるでしょう。「もし君と同じ経験をしたなら、多くの人は今ごろ病院か刑務所にいるか、死んでしまっているかだよ。それだけのことがあっても生き抜いたんだから、君は心も身体も強いはずだよ」、「目を背けてもしかたがないわ。確かに、ある部分では不運だった。でも、本当にすごいと思うわ。それだけのことがあっても、現にこんなにも多くのことを成し遂げたんだから」

しっかりと伝えましょう。トラウマを生き抜くだけでも大勝利です。それより先に進めたのなら、それはさらに賞賛されるべきことで、自分は絶望的な犠牲者だという立ち位置とは明らかに矛盾するのです。

◆一歩下がって眺められるよう手助けしよう

時間の流れを、ボーダーラインの人はうまくつかめません。明日という未来が、何年も先のことに感じられるかもしれません。過去にあった小さな出来事が、現在の大きな部分を占め続けている場合もあります。犠牲者役を背負わせている過去のトラウマが起こったのが、もう何年も前ということもあります。それでも、そうした心の傷が今でも圧倒的に感じられて、現在の経験に影響を及ぼし続けているのかもしれません。そうした過去のトラウマを人生の文脈にうまく当てはめて眺められるよう手助けできれば、それはかなり実りのあることでしょう。

過去の痛みを忘れるべきだとか、そうした痛みが現在の気持ちに影響を及ぼすはずがない、などと主張する必要はありません。過去を受け入れるというのは、それを許すとか、当然と考える、ということではありません。過去を過去として認めるだけのことです。「支援」と「共感」のメッセージをしっかり受け取ってもらったら、次に「真実」が来ます。そうです。あなたの大切な人は嫌な状況を経験し、ひどい仕打ちを受けましたし、運が悪かったとしか言えないような出来事もありました。人生が不公平であるというのは残酷な事実でしょう。そしてまた、他にも多くの人が破壊的なトラウマに苦しみ、人一倍、過酷だった人もいます。しかし、過去が損害を及ぼしていても、現在を癒し始めることは可能ですし、将来は回復へとつながっていくかもしれません。

文脈を変えて状況を説明し直すことで、ボーダーラインの人が出来事をより適切に眺めやすくなる場合もあります。また、過去についてのいつもの不平を聞かされて、いらだちや怒りすら感じそうなときに、文脈を工夫することが、あなた自身にとっての役に立つかもしれません。

「ご両親が弟さんをえこひいきして、あなたを無視した話を聞くたびに、そのことがどれだけあなたに影響を与えたか、よくわかるわ（共感）。まるで陳腐なホームドラマみたい。まったく、そう、弟さんの名前がヤコブだから、聖書からとったドラマね――弟のヤコブが恩恵を全部授かって、兄のエサウ、これがあなただけれど、エサウにはひどいものしか残らない。ヤコブは賢くて、あなたはただの不器用な間抜けに見られる。教えてくれたじゃない、弟さんの卒業は盛大にお祝いしたけど、あなたの誕生日は完全に忘れられてたって。まるで、昔よくあったティーンエイジャーの映画のたぐいね。それで傷つかないとしたら、それこそこっけいよ。離れて眺めてみたら、笑いの効果音さえ入ればコメディ番組の出来上がり。それなのに、あなたが人生でどれだけのことを達成してきたか、考えてみて。言うほど間抜けではないってことを、しっかりと証明しているじゃない（真実）。私はあなたの人生の一部でいられるのを、心から誇らしく思っているわ（支援）」

◆共感するけれど、圧倒されない

しっかりと伝えて、その人が圧倒されるほどの痛みを経験してきたことをあなたがちゃんと理解して受け入れている点をわかってもらうことが重要です。その人が不公平な扱いを受けてきたことに同意してもかまいません。ただ、そこで終わらないようにしましょう。状況に対処していくうえでの「支援」を約束することができるでしょう。あきらめなかった勇気を讃えることもできます。絶望には同調しないように。その人が上手にこなしている領域を探して、たとえばスポーツ、学問、仕事、よい仲間などを強調するとよいでしょう。際立った特長を見つけ、知性、感受性、親しみやすさ、技術的スキルの高さなどを指摘しましょう。その人のそうした性質がさらなる達成感をもたらすかもしれない領域を挙げて、将来の選択肢として提案しましょう。

「そのころの君の身に起きたひどい出来事は、たぶん僕には想像することさえ難しいだろうね（共感）。でも、知ってのとおり、人生なんて不公平で最低だよ！　くそくらえさ！　それでも、生き抜くだけの強さが君にはあった。だったら、君の中のその力を引き出して、ここから先の人生で成功し続けるために使おうよ（真実）。それを僕も手伝いたいと思ってるよ（支援）」

◆支援するけれど、ヒーローになったり身代わりになったりしない

境界性パーソナリティ障害の症状はいずれやわらぐと期待しましょう。ただし、変化はゆっくりと訪れます。魅力的な人が不幸な過去を抱えていたら、助けたくなるものです。しかし、舞い降りていってすべてを丸く収める勇者の責任を引き受けてはいけません。ヒーロー役を演じようとすると、失敗するからくりに足を踏み入れてしまいます。なんとかすると約束しても、目下の期待にすぐには沿えないかもしれません。すると、罪の意識を投影されるターゲットになりかねません――「あなたもみんなと同じ。助けてくれなかった」。

ヒーロー役を引き受けると、大切な人との関係のバランスがさらに崩れることになります。あなたが救助者役を続ければ、大切な人は無力な犠牲者役のままです。関係の中で役割が不平

等のままに続いていくと、尊敬されるヒーローとしてのあなたのキャラクターは、憤る支配的な迫害者にしだいに変わっていくかもしれません。

「支援」と「共感」の姿勢で状況に向き合えば、大切な人は、理解してもらったと感じやすくなります。ただ、その人が犠牲者役をすぐにやめると期待してはいけません。はじめは、強い言葉で励まして、「努力して状況を改善しよう」、「自分を憐れむのはやめて」などと声をかけても、役立つ「真実」として受け取られるよりも、「わたしは犠牲者」の経験をますます強めてしまうでしょう。「支援」と「共感」で理解してもらったと感じ、さらに信頼が生まれてからでないと、「真実」に含まれる「では、次に何をするか？」の部分を考えることはできないのです。

新婚のマイケルは別な町に転勤することになり、新妻のシェリーに言いました。きっと気分がよくなるよ。問題の多い家族から離れられるし、ストレスの大きい仕事も辞めたっていい。新居を整えることだけ考えていられるよ、と。ところが、引っ越して数カ月すると、シェリーは前よりも抑うつがひどくなりました。新居にかかわるさまざまなことを手配するのはあまりにも大変でしたし、あれだけ喧嘩していた母親にさえ会いたいと思いました。それに、新しい仕事でマイケルはかなり留守がちでした。

「引っ越せばすばらしくなるって言ったじゃない」。シェリーが不満を言いました。「あなたにとってはそうだったのかもね！　あなたはいつも職場にいて、私が家で何をしているかなんて知りもしない。私はこの町が大嫌い。近所の人たちは感じが悪いし。前の町には、少なくとも話せる人くらいいたわ。あなたとなんか結婚しなければよかった」。そう言って泣きました。「いいえ、はっきり言うわ。私は誰とも結婚するべきではなかったのよ。重荷にしかならないんだから」

マイケルはいらだちを感じました。君だって合意して一緒に決めたことじゃないか、と、思わず抗弁したくなりました。でも、それをしても、シェリーの犠牲者役をより強固にするだけです（「そのとおり！　どうせ私の責任よ！」）。代わりに、責任を引き受けて、そのつもりはなかったけれど引越しを美化しすぎたと認めました。「わかるよ。新しい町に適応するのはすごく難しいよね。仕事がなくて、新しい友だちもまだいないとなると、特にそうだよね（共感）」。そして、シェリーが地域に溶け込めるよう支援すると約束しました。

「職場での立場もだいぶ落ち着いてきたから、もっと一緒に町を探索しよう。それからもちろん、実家を訪ねる計画も立てよう。僕たち二人の人生の新しい章が始まるんだよ。恐いのはわかる。でも、わくわくすることかもしれない。なにしろ、一緒に歩き始めているんだから（真実）」

◆

ボーダーラインの人の犠牲者役は、長年続けてきたものなので、調整に時間がかかるかもしれません。あなたがいらだったり、待ちきれないと感じたりすることもあるでしょう。しかし、そこであなたまでボーダーラインの人の悲観主義と、「悪く思ってしまう自分を悪く思う」境遇に引きずり込まれないようにしなければなりません。ＳＥＴ‐ＵＰのＵＰ（理解と根気強さ）の部分を使い続けることで、やがて、状況が穏和になってきたことがわかるでしょう。理解と根気強さによって、大切な人との関係は、より協調的なものになっていくでしょう。

自分を犠牲者としてとらえている人の場合、がっかりする気持ちを受動的に受け入れてしまいがちです。憂うつな暗がりの中に犠牲者は引きこもります。しかしときどき、自分への失望が、自分自身に対する能動的で暴力的な怒りに変わる場合があります。自己破壊が境界性パーソナリティ障害の恐ろしい側面となる場合です。次の章では、それにどう対処するかを見ていくことにしましょう。

第9章 衝動的な自己破壊性

正式な医学的診断の中では、境界性パーソナリティ障害だけが、診断基準の一部に自傷的な衝動性を含んでいます。自傷は、身体を傷つけるたぐいの行動として、カッティングや火傷を負う、などの形をとるかもしれません。または、強迫的で、危険で、自分を打ちのめすたぐいの行動として、たとえば物質乱用、ギャンブル、浪費、むちゃ食いや拒食、無分別な性行為、無謀な運転などに、あなたの大切な人は引き寄せられているかもしれません。あるいは、自己破壊性が自殺の脅しやそれに関連する行動にまで及んでしまうこともあります。さまざまな形のそうした行為に、あなたは混乱して恐怖を覚えることもあるでしょう。

しかし、パートナーとして理解しておいてください。そうした自傷傾向は、不健康な試みであるとはいえ、ボーダーラインの人が不安や感情的な痛みにどうにかして対処しようとした結果なのです。身体に痛みがあれば、内面の気持ちの高ぶりから注意をそらすことができるのかもしれません。まひした感じをやわらげられるのかもしれませんし、感情や身体感覚をコントロールできている感じが保てるのかもしれません。あるいは、身体の痛みによって、罪の意識や自分を罰せずにはいられない感じとの折り合いをつけているのかもしれません。もう一つ、ボーダーラインの人に特有の自己破壊性は、あなたに罰を与えるため、ということもあるでしょう。本章では、たとえば以下のようなジレンマにどのように建設的に対処できるかを見ていきます。

- 夫婦喧嘩のあと、アーサーはたいてい大酒を飲みます。数日ほど行方をくらまして連絡を断ち、それで妻が心配するとわかっています。飲み続けて、車の中か友人の家で意識を失います。自宅に戻ると妻を責めます。「こんなことをしてしまったのはお前のせいだ」と。
- ボーイフレンドに腹を立てると、ルースは、他の男性たちとの浮気についてこと細かに話します。ちょっかいを出した男性の中には、脅迫してきたり、攻撃的に反応したりする人もいました。そうした浮ついた振る舞いが、自分自身やボーイフレンドとの関係を危険にさらすということをルースは知っていました。それでも、そうした危険な行動を、ボーイフレンドが頻繁に出張に出かけるせいにするのです。

自傷を目の当たりにすると

大切な誰かが自傷した証拠を目にすると、動揺して、その瞬間、本能的に反応してしまうかもしれません。そうした場面ではどうすればよいかを考える前に、どうするとまずいかの例を見ておきましょう。

インターネットの出会い系サイトで知り合ってすぐに、ジュリオとドナはお互いに気持ちが通じ合うと感じました。ある晩です。四回目のデートのためにジュリオがドナのアパートメントまで迎えに行き、部屋に入ると、ドナが動揺していました。玄関に立ったまま、コートを着て、財布を手にし、さめざめと泣いています。心配して尋ねると、母親と電話越しに大喧嘩をしたと言います。予定通りにデートに出かけるつもりだとドナは宣言しますが、どう見てもつらそうです。そこで、そのままドナの家で過ごすことにして、食事を配達してもらい、テレビでも見てリラックスしたほうがいいと伝えました。ところが、ドナがコートを脱ぐのを手伝っているときに、恐ろしいものを目にしました。ドナの両腕はカッティングの痕だらけで、出血しているのです。

反対するドナを押して急いで救急病院へ連れて行き、傷を閉じて包帯を巻いてもらいました。でも、ドナは精神科医との面談を拒否し、医療者側からの助言も断って、自らの責任で病院から帰る旨の書類にサインをしました。

翌日になって、なぜあんなふうに行動したのかと尋ねると、ドナは怒りました。

「だから話したでしょう。母さんよ。ただ元気かどうか知りたくて電話しただけだって言ってたわ。でも、いつも絶対にそれだけじゃないの」。説明するにつれ、ドナの声がどんどん大きくなっていきました。「今回もお金をせびられたわ。家賃を払えなくて家を追い出されそうだって。私には何もしてくれなかったのに。何一つ与えてくれたことがないわ。取っていくだけ。いつも私がこき使われてきた」

「それはひどいね」

「そう思う？　だから昨日の晩、言ったの。『もうだめ。これ以上救ってあげられない』。そうしたら叫ぶのよ、恩知らずだ、大嫌いだ、お前なんか産まなきゃよかったって。二度と口をきかないって電話を切られた。もういや。私には母親なんかいないのよ」

「でも、だからって、なんで自分を切りつけたりしたんだ？　痛いだろうに」

「痛くない」。ドナが怒って反応しました。「どこかしら助けになるのよ。動揺して腹が立っているときにやると、気持ちが落ち着くの」

「自分を切りつけて助けになるはずがないだろう？　そんなのおかしいよ。いや、どういう感じかはわかるよ。僕だって、どうしようもない親を相手にしないといけなかった。でも、自分の身体を傷つけたりなんかしないぞ。自分の手綱を握って、状況に対処しなきゃいけないんだよ」

「どんな感じかわかるなんて言わないでよ。これっぽっちもわかってない！」。ドナが叫びました。「『対処しなきゃいけない』なんて、口が裂けても言うな！　くそったれ！」

「お互いさまだね！　でも、ちょっと待てよ、君を助けようとしただけなんだ」

「それを『助け』って呼ぶなら……帰って！」。ドナが怒鳴りました。

「もうけっこう！　言われなくたって帰るさ」。ジュリオが言い返します。「すっかり騙されてたよ。君はまともだって思ってた。お袋さんは上出来な仕事をして、見事なあばずれをつくり上げたもんだ」

自傷をやわらげる

ドナの行動にジュリオがうろたえ、それが二人の関係にとっての妨げとなりました。ドナの苦しみの全体像をジュリオが理解できず、共感を示さなかったために、ジュリオに向けられたドナの怒りは強くなりました。ドナの猛烈な反応を見ると、そのときに一番必要なもの――「支援」と「共感」――を彼女が受け取っていないことがわかります。決めつけられて非難されているとドナは感じましたが、それは母親との関係でずっと抱えてきた思いとまったく同じでした。

ドナの嘆きに鈍感だったジュリオは、「支援」と「共感」を示すことなく、ドナが感じていた痛みと怒りを報復的に、悪意を込めて投げ返しました。しかも、ドナのいらだちを自分自身のものと比較しようとしました。このような戦略は、ボーダーラインの人が感情的な痛みのただ中にいるときには役に立ちません。お互いに気が立っているこうした瞬間には、癇癪を起さないように注意しなければなりません。大切な人が感情面で何を経験しているかを理解しようとすることが最優先です。

ジュリオ：夕べはとても心配したよ（支援）。君が自殺しようとしているのかと思って、怖かった。あんなことをするなんて、きっとひどい気持ちだったんだね（共感）。

ド　ナ：ええ。いまいましい母親とのやりとりのすべてが最悪だったわ。それから、言っておくけど、自殺しようとしてたんじゃない。本当に自殺したかったら、あんなことはしないわ。

ジュリオ：だったら、何をしてたんだい？

ド　ナ：もういいでしょ。忘れてちょうだい。

ジュリオ：ドナ、君のことが本当に気がかりなんだ。それなのに、何が起こったのか把握できていない。それに、気がついたけど、脚にも古い傷のようなものがあったね。君が何を経験しているのか、できるだけその意味を理解したいんだ（支援）。

ドナ：【泣きながら】自分で理解してるかどうかもわからないわ。わかるのは、痛みを感じたり動揺したりしたときは、身体に物理的な何かを感じないと、高ぶりを抑えられないってことだけ。

ジュリオ：痛くないの？

ドナ：【「共感」を受け取りそびれて】痛くないわ！　何度も聞かないで！

ジュリオ：君が経験している苦しみをもっとよく理解したいだけなんだ（共感）。理解できれば助けられるかもしれない（支援）。

ドナ：何ができると思っているのか、見当もつかないわ。

ジュリオ：そうだね、こうやって君のそばにいることはできるよ。動揺したら呼んでくれていい。緊張をゆるめる方法が他にないか、一緒に探すこともできる（支援）。デートの夜を救急病院で過ごすのは嫌だよね。それに、うっかり、思っていたよりも深く切ってしまうと危険だよ（真実）。

ドナ：ねえ、助けようとしてくれているのはわかるわ。でも、今回みたいなことが起こると、爆発してしまいそうになるの。コントロールできないのよ。ともかく何かをして、出してしまわないといけないの。

ジュリオ：そうだね、ひとつ一緒に試してみてもよさそうな技法を知っているよ。注意をそらしてくれる何かを身体で感じないといけないって君が感じているときにできること。

ド　ナ：何かしら？

ジュリオ：君をハグして、ありったけの力で抱きしめるんだ。

ド　ナ：それなら試してみたいわ！

自分を打ちのめすボーダーラインの人の行為の中には、目にすると心を乱されるものもあるでしょう。それでも通常、それは自殺しようとしているのではなく、痛みをつくろうとしているだけなのです。ボーダーラインの人自身、そうした行動を周りに知られたら恥ずかしいと感じていて、話し合おうとすると防衛的になる場合があるかもしれません。

そのため、非難ではなく、理解したいと思っている点を示さなければなりません。その人にそうした行動をさせている内面の苦しみにあなたが「共感」していて、気にかけていることを強調しましょう。十分に安全だと感じてもらえれば、状況を詳しく調べられるようになるかもしれません。それができてはじめて、その行為がその人自身にとっても、あなたとの関係にとっても、いかに破壊的かという「真実」を一緒に探れるようになるでしょう。

破壊的に振る舞う思春期の若者と向き合う

ボーダーラインの人が子どもまたは若者の場合、障害に伴う自己破壊性に対しては特別な配慮が必要となります。なぜなら、彼らは十分に成熟していないために自分の行為に責任をもてませんし、行為がもたらす結果を完全には理解できていないからです。次のケースが見せてくれるのは、壊れた家族が、それでも一歩一歩癒しに向けて進んでいく様子です。

十二歳のときに両親が離婚してから、ミッシーは恐ろしい変貌を遂げました。三年のあいだに、ポニーテールの愛らしい娘から、母親のディーにも見分けがつかないような別人になりました。見た目が変わりました。厚化粧をして、節度のない格好をするようになりました。学校では成績優秀だったのが、授業をさぼるようになりました。粗野な振る舞いで、母の料理や服装、交友関係まで非難しました。そして、母がペリーと再婚したことには特に憤慨しました。

言葉遣いが荒々しくなり、物にも当たるようになりました。怒ると、壁に貼ってあったお気に入りのポスターを破り、大切にしていたCDを床に叩きつけました。家から飛び出して何日も帰らず、実の父親のところに滞在しました。父親と意気投合して、母親への不満を強めました。でも、その父親が限界を設けると、そこを出て自殺してやると脅し、結局は母親のところへ戻りました。気ままな時間に出かけて帰ってくると、だらしない格好をして、薬物の作用でうつろな目をしていました。

母親のディーが外出禁止を言いつけましたが、そんな限界は無視されるということを二人ともが知っていました。門限を設けても強制力がありませんでした。カウンセラーと話すように求めても拒否されました。継父のペリーが介入しようとすると、ミッシーがばかにしました。「親父でもない奴が何言ったって、聞く必要ないね」と言って、ゆうゆうと歩き去りました。ディーは無力感にうちひしがれました。ミッシーをつなぎとめておくものは何もありません。

ある日、ミッシーが目のまわりにあざをつくって帰宅しました。鼻血も出ています。かなり強く問いただされたあとに、一緒にいた男性に叩かれたと白状しました。彼女が打ち明けた話では、男性のアパートメントにあがり込んでマリファナを吸っていたときに、男性が銃を見せました。そこで、勇気があるならロシアンルーレットをしてみろと彼女が挑発したら、男性が怯えました。「頭にきて、意気地なしってけなし始めたのさ」とミッシーは言います。「我ながら、やられて当然だった。すごい、たち悪かったから」

ディーとペリーが慰めようとすると、ミッシーは怒り、支配しようとするなと言いました。実の父親のところに滞在するとミッシーが宣言したとき、その父親から連絡があったことをディーが伝えました。父親が言うには、これからはミッシーを自分のところには滞在させない。訪ねてきても部屋に入れるつもりはない。ミッシーは、今はもう母親のディーが抱える問題だ、とのことでした。「みんな、私なんて死んだほうがいいんだ！」。そう叫んで、ミッシーは家を飛び出しました。

ディーは警察に電話をしました。娘が家出をして、自殺すると言っている。そうオペレーターに伝えました。また、見つけたら病院に連れて行ってほしい、家では安全を保障できないから、とも伝えました。ディーは、娘を安全な場所に閉じ込めておいて、そのあいだに計画を立てなければならないと気づきました。

ミッシーは思春期の若者のための精神科病棟に入院となりました。彼女は看護師も医師も嫌って、はじめは協力しませんでした。でも、反抗すると入院期間が長引くかもしれないと気づいて、すぐに落ち着きました。実行力の伴う規制を設けられたのは初めてです。もはや、自分の行動がもたらす「真実」とも言える結果を避けられなくなりました。医師がミッシーと家族に提案しました。自己破壊的な行動が続いたら、思春期の若者のための居住施設にミッシーを移すことにする。そうなれば、おそらく数カ月は入居することになるだろう、と。

提案を恐れて、ミッシーは行動面での契約に合意しました。それは、母と父と継父との契約で、病院を退院して自宅に居続けられるようにするには具体的にどう行動すればよいかを示したものでした。健全な行動に対するポジティブな報酬が、自己破壊的な行為で気晴らしをせずにはいられない状態に取って代わりました。自立的な部分がどんどん増えるにしたがって、ミッシーが見せていたボーダーラインに特有の怒りと自虐行為は、思春期の若者にふつうに見られる奮闘に変わり始めました。

子ども時代の保護された無邪気さから、自己理解が基盤となる成熟した自由へ。その橋渡しとなる思春期というのは繊細な時期です。十代の子どもや若者が境界性パーソナリティ障害を抱えていて自己破壊的であれば、どんどん変化する自分自身に健康的なやり方では適応できないかもしれません。そうした状況では、親や養育者として、かかわる全員が支持できる一貫した計画を立てなければなりません。

両親が離婚しているのでしたら、双方にわだかまりが残っているかもしれません。しかし、子どものためのプログラムがうまく機能するには支え合いが必要です。ボーダーラインの人は、たいてい一貫性に欠けています。そのため、限界を設定しようとする人たちのあいだでは一貫性を保つことが何よりも大切です。血縁のない親も、配偶者を支援しなければなりません。かかわる大人全員が、個人的な思惑をひとまず脇に置いて、子どもにとっての最善を行い、それを最優先にしなければなりません。

まだ独り立ちできていないボーダーラインの人は、頼らざるをえない状態を嫌い、そうして頼るほかない相手に怒りを向けることがあります。「真実」に基づいて設定した限界を軽蔑しますし、「支援」と「共感」をそう簡単には受け取ってくれません。しかし、励ましの言葉をかけ続けましょう。いずれ時がくれば、軽蔑の壁も打ち破ることができるでしょう。

コントロールできることをコントロールしてください。できないことをコントロールしようとはしないでください。ボーダーラインの人の活動にはいくらか影響を及ぼせるかもしれませんが、態度にまでは影響を及ぼせないかもしれません。限界を設定するなら、貫き通せるものでなければなりません。現実的ではないものや、実行に乗り気ではないことは要求しないでください。特典と組み合わせて規制をかけるという方法もあります。たとえば、協力したらご褒美に車を使ってもよい、というようなルールです。目標を達成したらお小遣いが余分にもらえたり、好きな活動（スケート場に行く、コンサートへ行く、など）ができたりするのもよいでしょう。

アクションステップ

衝動的な自己破壊性は危険なものとなりうるので、大切な人だけでなく、あなた自身の身を守ることも重要です。緊急事態には即座に対応しなければならないでしょう。大切な人との対話では通常、「支援」と「共感」が先にきて、そのあとで「真実」の問題を扱うべきです。けれども、状況が切迫しているなら、まずは「真実」がきて、そのあとで「支援」と「共感」になります。ボーダーラインの人の衝動的な行動が一貫せず、予測できないのでしたら、あなたが一貫した信頼のおける態度を示すことで、その人も自分自身の境界線とコントロールを確立しやすくなるでしょう。

◆安全な環境にしよう

衝動に駆られて破壊的に扱われかねない身の周りのものを整理し、最小限にしましょう。もう使わない薬は捨ててもらいましょう。キッチンで使うもの以外、不要なナイフや剃刀は家に置かないようにしましょう。銃のようなものがあるのでしたら、簡単に持ち出せる状態になっていないか、あるいはそもそも必要かどうかを見極めましょう。

◆代わりの選択肢を探そう

自己破壊的な行為をボーダーラインの人にせざるをえなくさせているものに、緊張や感情的なまひがあります。そうした感覚は、集中的でくたくたに疲れるような運動によって発散できる場合があります。大切な人が不安を感じていたら、一緒にスポーツジムへ行ったり、散歩したりしてみましょう。熱い湯につかる、水風呂につかる、なども刺激となって緊張を減らせるかもしれません。粘土をこねる、勢いよく絵の具で絵を描いたりデッサンしたりする、ピアノや他の楽器を打ち鳴らす、などでも楽になるかもしれません。ボーダーラインの人に特有な自傷衝動の中には、腕や脚に赤いマーカーで血のようなものを描くことでやわらぐものもあります。一緒に何かに打ち込んで忙しくすることでも、自己破壊的な衝動から注意をそらせます。最終的な目標は、その人が内面の緊張を軽くするための方法を他にも見つけられるようにすることです。

◆先を見越して、予測される行動に備える

ボーダーラインの人にとってのストレス要因となりそうなものがあらかじめわかっていれば、状況に備えやすくなります。備えには、ボーダーラインの人がどう影響を受けそうかを予測することと、どのように一緒に取り組むと、より好ましい方法で反応できるかを予測することが含まれます。

思春期のはじめから、クロエは過食症に苦しんできました。食べて吐き戻すと、コント

ロールできている感じがして、不安がやわらぎました。治療のおかげで以前よりも摂食障害をうまくコントロールできるようになりましたが、それでも、ストレスがかかったときには過食することがありました。

そうした経過を夫のクライドは知っていて、クロエの苦闘を支えようとしてきました。二人とも、クロエが不安になる大きな要因の一つが、クライドの母親であるとわかっていました。さいわい遠くに住んでいましたが、夫に先立たれて独り身になったクライドの母は気難しく、抑うつに苦しんでもいました。そんな義母は、クロエをことごとく批判しました。毎年恒例の家族の集まりにクロエとクライドも参加してきましたが、クロエと義母がかかわると、ときどきクロエの不安が再発しました。今年もまもなく集まる予定で、その前に、クライドは夫婦で試練に備えようとしました。

「クロエ、君が僕と一緒に僕の母や家族に会いに行こうとしてくれていることを、とてもありがたく思っているよ。母はあれだけ気難しいから、君にとっては耐えがたいだろうね（共感）。今年は絶対に、去年のように母に影響されるようなことがないようにしたいよ。僕は何でもして、君がこれほどがんばって取り組んできた回復を維持できるようにしたいと思ってるよ（支援）。

前回、「君が動揺したときは、頭が痛いと言ってパーティーを抜け出したね。お酒とケーキもこっそり持ち出した。そして過食して嘔吐した。今回は、母がまたストレスをいくらかでもかけてきたときのために、二人で備えておきたいと思ってる。そこでまず、僕は君とずっと一緒にいるようにするよ。つらすぎる状況になったとしても、一人では場を離れないでほしいんだ、前みたいにはね。その場を離れないといけないと君が感じたときのために、合図のようなものを用意しておこう。立ち去らないといけなくなったら、咳払いを二回してくれないかな。そしたら、二人とも風邪からの病み上がりで、薬を飲むために失礼しないといけない、と僕が周りに言うから。そうして二人でその場を離れて、君にとって必要なだけ、コントロールできるようになったと感じられるまで散歩をしよう」

危機につながりかねないことが予測されるときには、穏やかな調子で、決めつけないように、淡々とした姿勢で伝えましょう。そうすれば、ボーダーラインの人の前もっての緊張をいくらかでもやわらげられるでしょう。それからなら、より適応的に反応するための計画を一緒に練ることができます。

◆関係者全員が合意しているかどうか確かめよう

ボーダーラインの人の破壊的な行動に正面から向き合うためには、かかわる人全員の協力が必要です。自傷行為を制限するための計画が誰かによって妨げられるようなことがないように手を打ちましょう。大切な人の人生に関係している他の人たちに会って、ボーダーラインの人が自らを脅かす行動をしたときには一貫した対応をとる、と全員が了解している状態にしましょう。そこには、配偶者の母親、子どもたちの祖父、共感してくれる友人や同僚などが含まれるかもしれません。つまり、状況に気づいていなくて、そのためにせっかくの計画を骨抜きにしてしまう恐れがある人なら誰でも含まれます。場合によっては、配偶者同士で、合意できる妥協点を見つける必要があるかもしれません。

◆一貫させよう

守れない約束はしないようにしましょう。継続できない制限を課してはいけません。境界線を設けても破られる恐れがあるのでしたら、制限を貫くための計画を用意しましょう。

アルコール依存に苦しむ弟のジェフに、ダレンは繰り返し伝えてきました。もうお金は貸さない。定職に就いて、飲酒とうつ病の治療を始めなければだめだ。けれども、数カ月ごとにジェフは電話をしてきて、家賃を払えなくて追い出されそうだとか、お金を借りてる人に脅されている、などと言います。もうすべて放り出して死ぬまで飲んだっていいんだ。でも、急場をしのいで、アルコールが抜けて新しい仕事が見つかるまで助けてくれさえすれば立ち直れる、とも言います。

ついに、経済的な依存関係を断とうとダレンは決意しました。そして、これが最後の支援だとジェフに伝えました。

「前にも同じことを言ったけど」とダレンは切り出しました。「今回で本当に最後にするよ。俺はお前の兄で、お前のことを大切に思っている（支援）。でも、ある意味、お前が自分で適応して責任をもたなければならなかったのに、俺がお金を貸すことで、それを妨げてきてしまったんじゃないかな。お前は誇り高い人間なのに、ここ数年、つらい状況に向き合わなければならなかった（共感）。でも、助けを求めて、飲酒とうつ病に対処しないといけないよ（真実）」

「そのとおり」とジェフが反応しました。「何かをせがむのはこれで最後だよ。それに、ちゃんと返すから。今度こそ立ち直るって誓うし、ひとりでやってみるよ」

「それも前に言ったよね。本気だってわかってるよ。ただ、そううまくはいかなかった。だから、やり方を変えないといけない。まず、小切手を一枚送るよ。それは借金じゃない。贈りものだ。これまでの分は全部帳消しでいい。でも、今回が本当に最後になる。俺のほうでも他の方法を少し探すよ。先々、お前がまたいろいろと必要になったら、お金じゃないけれど、助けになりそうな社会資源を提供するよ」

数カ月してジェフが電話をしてきたとき、ダレンは情報を提供しました。州の支援窓口、メンタルヘルスクリニック、ホームレスのためのシェルター、フードバンク、その他にも、生活支援の手当をもらえる窓口などの連絡先を伝えました。

それまでゆるく設定してきた限界を厳しく維持することに決めると、罪の意識を感じるかもしれません。大切な人は見捨てられたと感じて、ひょっとしたらあなたの中の罪の意識を強めようとするかもしれません。そうした状況では、今回設けた変化が実はそれほど大きな変化ではなく、もとからの理解を徹底させるだけだと説明することが重要です。「支援」と「共感」を用いながら説明して、なぜ今になって「真実」に基づいて調整しなければならないのかを伝えます。調整は徐々に行えるとよいでしょう。たとえば、経済的な援助を急に打ち切るのではなく、時間をかけて徐々に減らしていくか、一定の期間を過ごせる程度の額を提供してからにしましょう。急に家から出ていくように求めるのではなく、将来的にそうなる日として、あなたが貫き通すことができて、その人が新たな取り決めに適応する猶予もあるような日付を吟味して決めましょう。

◈責任を投影されても受け入れない

あなたが原因で、あなたの大切な人はカッティングをするのではありません。あなたがそうさせたから、その人はふたたびお酒を飲み始めたのでもありません。あなたのせいで、その人が浮気をしたのでもありません。大切な人が耐え抜いてきた痛みにあなたが「共感」したとしても、結局はボーダーラインの人自身が自らの行動に責任をもたなければならないという「真実」が減るわけではないのです。

罪の意識に呑み込まれずに「支援」することは可能です。その人の行為にあなたも荷担したという主張に注意をそらされないようにしましょう。その人の気持ちにあなたが影響を及ぼしているということは認めてもかまいませんが、その人がどのようにしてあなたに「支援」してもらいつつ問題に取り組んでいけるかの「真実」のほうに目を向けるようにしましょう。

◆危険が差し迫ったら、「真実」に集中しよう

はじめにしっかりと「支援」を約束して「共感」を示すことが、ほとんどの状況においては重要です。そうして信頼が確立されれば、あとは時間がたつにつれ、つらくても「真実」を見据えながら、あなたと一緒に選択肢を考えたいと、ボーダーラインの人は思うようになります。ただ、その人自身やあなたや周りの人に危険が差し迫っていると感じるのでしたら、即座に現実的な「真実」の手段を講じて、危機を防止しなければなりません。

あなたが医師や病院、警察に助けを求めようとすると、大切な人は激しく抵抗するかもしれません。多く飲んだ薬の量や出血のひどさを軽く見せようとしながら、あなたが過剰に反応していると主張するかもしれません。仲介したら家出する、絶交すると脅すかもしれません。そうしたときには、従来の「勝ち目がない」苦境に陥る場合もあるでしょう――要求に従って危険かもしれない状況をただ眺めていれば、あとになって、十分気にかけずに危険を防がなかったと糾弾されるかもしれません。かといって、手を出すなというその人の発言を聞かずに脅しを押して反応すれば、尊重しなかった、気遣いがなかったとして、やはり糾弾されるかもしれません。

自己破壊的な行動は周りの人たちを動揺させるものであり、必ず深刻に受け止められるとい

うことを、ボーダーラインの人には理解しておいてもらったほうがよいでしょう。緊急時には「真実」に基づく理性的な反応が必要です。それが、大切な人に聞き取ってもらうべきメッセージです。

「救急車を呼んだから、君が怒っていることはわかっているよ。でも、怖いんだ。こんなことをして、ひどい気持ちだったんだろうね（共感）。でも、薬瓶に残っていた分を全部飲んだって認めたよね。そして、その薬がどれほど危険か僕にはわからないし、このことを君がどれほど深刻に考えているかもわからない。いずれにしても、ここで突っ立ったまま、君が自殺するのにまかせたりなんかしないよ。もちろん助けを呼ぶ（真実）。僕が君のことをどれほど大切にしているか、知っているよね。君が回復するためなら何でもするつもりだよ（支援）」

◆

大切な誰かに自殺すると脅されたり、その人の自傷行動を目の当たりにしたりするのは恐ろしいものです。危機が生じているときには、自分は無力だと感じるかもしれません。しかしそうではありません。難しいことかもしれませんが、急性の出来事のあいだもあなたが落ち着いたままでいられると、それは大切な人への励ましとなるのです。パートナーとしてどう振る舞えばよいかわからず、心配になるかもしれませんし、間違った発言をしてしまうのではないかと怖くなるかもしれません。しかし、あなたがまさにそこにいることが、その人を安心させるのです。一緒にいるだけで、絶望の淵で懊悩し、不安を抱えているその人への「支援」を示せます。どれほど助けになったかを大切な人から伝えられたときには戸惑うかもしれません。そんなに気持ちを楽にするようなことを何か言っただろうか、しただろうか、と。もしかしたら、それはただ、あなたがそこにいてくれて辛抱強かった、というだけなのかもしれません。

「理解」と「根気強さ」の姿勢を続けていると、大切な人との関係を維持しやすくなります。それでも、根気強くある能力や、そうしようとする気力とに自信がなくなる時期がくるかもしれません。最後となる次の章では、そばに居続けることを後押ししてくれそうな要因と、手放したほうがよさそうだと言える状況とを見ていくことにしましょう。

第10章 抱きとめるとき、終わりにするとき

境界性パーソナリティ障害をもつ誰かを大切にすると決めたものの、それは想像していたよりも大変なことかもしれません。ここまでの章では、大切な人とのつながりを保つための方法を見てきました。境界性パーソナリティ障害が、周りの人との関係を損なう形で現れる例をたくさん見てきましたし、そうした行動に向き合うための戦略についても学んできました。また、そうした行動の多くが、時間がたつうちにしだいに改善したり消えたりするということもお伝えしました。これまでの内容に関心をもって目を通してくださったということに、あなた

の、大切な人への深い愛情と、関係を維持しようとする強い決意が表れています。

誰かのそばに居続けると決めたなら、いくらかの調整が必要です――前ほど自分中心にはできませんし、もっと敏感になり、他のかかわりをいくらか削らなければならないかもしれません。妥協も必要でしょう。けれども、どんな交友関係にも言えることですが、荒々しいやりとりの最中には、はたしてそれだけの価値があるのだろうかと自問することもあるでしょう。要求されることが重すぎて、犠牲となるものが多すぎるのでしたら、身を引くことを考えることもあるでしょう。

境界性パーソナリティ障害をもつその人との関係を維持するためには何が必要なのだろう？　これはとても個人的な問いです。耐えられる身体の痛みの程度が一人ひとり違うのと同じように、つながりを維持するためにどれだけ尽力できるかも人それぞれです。かなりの時間をかけてきたけれど、生活に支障が出るほど気持ちの面で苦しくて、ボーダーラインの人が変わる見込みもないのでしたら、関係をあきらめなければならないのかもしれません。しかし、どんな関係であれ、親しいつながりが解消される前には、ベストを尽くしたと感じたいものです。では、何ができるでしょう？　カップルや家族のためのセラピーを受けることができます。あなた自身のためにカウンセリングを受けることもできます。大切な人が利用できるかぎりの最善の支援を受けているかどうかを確かめることもできます。また、二人の関係が進展するのに十分なだけの時間はかけたとも感じたいでしょう。

進歩をどんどん強化しよう

ボーダーラインの人の行動が変化するときというのは、ある種、逆向きの経過をたどることが多いようです。つまり、まず「事後」に気づきます。それから、「ただ中」で止まれるようになります。そして、先手を打ってコントロールできるようになります。そうした順での行動調整になるべく気づいて、どんどん進歩を促すと、いっそう前に進みやすくなるでしょう。

■あとから――「ああ、またやってしまった」

うまく機能しない行動をしてしまったあとに、ボーダーラインの人が自分で気づけるようになると、変化が始まります。自分の反応を引き起こしたきっかけに気づき始めて、将来ふたたび踏み外さないようにしようという動機づけが得られるのです。

モナが頻繁に職場に電話してくるので、リーはいらだっていました。このことで、ずいぶん喧嘩もしました。それでやっとモナは、こうした電話で夫が仕事を失うかもしれないということと、そうした振る舞いは自分の内面に不安があるからだと気づき始めました。仕事のことをリーが心配するのは理解できると話し、独りにされるのが怖いからといって、そのように振る舞うことが正当化されるわけではないという点でも同意しました。そして、電話を減らすと約束しました。

ところが、とりわけ大きなストレスがかかったある日、モナがふたたび電話をかけ始めました。その日がいかに大変だったか不満を言い、そんなことがもう起こらないと保証してと要求しました。それに対してリーはますます怒りを募らせました。モナは、いらいらしながらの今しがたの電話を切りながら、ふと、自分の行動がいかに不適切だったかに気づきました。そこでリーにテキストメッセージを送り、うっかり以前のように振る舞ってしまったことを認めて謝りました。リーが帰宅するのを待って、それから話し合いたい、とも添えました。

その晩、リーは「それみたことか」の形の非難を避けました。代わりに「支援」で反応して、モナが自分の古いパターンに気づいてそれを修正しようとしていることを誇らしく思うと伝えました。

■途中で――「おっと、またやってる!」

生産的ではない振る舞いの途中でそれに気づいて止められるようになれば、それは変化に向けてのさらなる前進です。

数分遅刻したガールフレンドのディーナに向かって怒鳴っている最中に、ハンターは不意に言葉を止めました。「ごめん。癇癪を抑えられるようになろうと取り組んできてるけど、また爆発してしまった」

ディーナも、それまでとは違うやり方で反応しました。怒りにまかせて非難もしなければ、「べつにいいのよ」と受け入れもせず、その代わりに「共感」を強調しました――「すごいじゃない! たいしたものだわ。取り乱さなかったんだもの。私に対して怒っているのがわかったけれど、今回はきちんと対処できたわ。自分で自分の怒りが見えて、自分で止めた。コントロールを失わなかった。これまでは、それがあなたにとってどれだけ難しかったか知っているもの。あなたのことをとても誇らしく思うわ（支援）」

■先取りで――「もうあんなふうにはならないようにしよう！」

まず、自己破壊的な行動をしてしまったあとに気づくようになります。次に、葛藤の途中で気づいて、そこで打ち止めにできるようになります。これは期待のもてる合図であり、変化へとつながっていくでしょう。こうした瞬間を何度も経ていくと、やがてストレス要因を診断して予想できるようになります。すると、苦しさを感じたときにも、おなじみの破壊的な反応をしてしまうのを完全に避けられるようになります。

ご存じのとおり、境界性パーソナリティ障害の症状の多くは、時間がたつにつれ、小さくなっていきます。大切な人の反応が変わったり、別なパターンになったりしていることに気づいたなら、ぜひともＳＥＴのアプローチを使って、どんどんそれを強化しましょう。

「気づいてる？　以前なら、今回みたいな意見の違いがあったら、あなたは怒って電話を切っていたわ。もしかしたら、外に出かけて酔っぱらってしまったかもしれない。でも今は、お互いにもっと穏やかにいろんなことを話し合えているわ。妥協もできてる。そんな私たち二人のことを私はとても誇らしく思うし、いろんなことをうまく一緒に進めていけることがうれしいわ。あなたには何でも話せるようになったもの（支援）。これまで、決して簡単だったわけじゃないということは知っているわ。あなたはとても努力した。私の調子がよくないときでも、あなたは私たち二人の関係に向き合う姿勢をかなり変えたわ（共感）。大変だったと思うけど、おかげで、以前の私たちと比べて、いろんなことがすんなりいくわ。お互いの距離がずっと近くなったみたい（真実）」

扉を開いたままにする

なかには、完全に断つことができない関係もあります。どれほど侮辱され拒絶されても、子ども、親、愛するパートナー、またはその他の大切な人との関係を、あなたも取り返しのつかない形で断ち切りたいとは思わないでしょう。その理由はさまざまで、義務感や責任感のたぐい、あるいは、かつて抱いた愛情や決意によるものかもしれません。罪の意識がぬぐえないということもあるでしょう。そうした感じが心にあって、もしも長いつきあいではないとしたら嫌になって避けていたであろう人でも、何かしらの接触を維持しなければならないと思うのかもしれません。たとえボーダーラインの人があなたを拒絶していても、あなた自身がつらくても、その人の人生の中に存在し続けていたいとあなた自身が願っているのかもしれません。

大切な人が絶えずあなたの価値を貶めているのなら、関係を維持するという責務はつらくてやりきれないものとなっているでしょう。決意したとおりにそばに居続けるには、大変な精神力が必要になります。したがって、現実的な見通しを保たなければなりません。双方向の愛情深い関係を、あなたが願っているようには実現できないかもしれません。距離を置いたつながりを維持する必要があるかもしれません。過度なひどい扱いを受けることなしに、いくらかでも絆を維持しようとベストを尽くしていると感じられるようにしましょう。

大切な人が境界線を設けているのでしたら、受け入れましょう。その人が打ち切りたがっている会話を持続しようとしても、尊重してくれていないとその人は感じるでしょう。しばらく誤解されたままになるとしても、ゆとりを与えましょう。対話が激しくなりすぎたら、すぐになんとかしようとはしません。ボーダーラインの人が怒って電話を切ったのでしたら、しばらく時間をおいて、怒りが冷めるのを待ちましょう。

誕生日や特別な機会をとらえて、カードや短い電話でちゃんと覚えていることを伝えるとよいでしょう。ただ、そうした努力をしても、感謝もなければ、気づいてさえくれないかもしれません。それも受け入れましょう。どんな接触の機会にも、あなた側の言い訳をしたり、ふたたび論争になりそうな主題を持ち出したりはしません。代わりに、ボーダーラインの人の軽蔑には強靱な神経で反応しないで、心の扉を開いたままにします。そうすれば、ひょっとしたらいつの日か、まずまずと言える関係に仲直りできるかもしれません。ひとまず今は、大切な人が主張する距離を尊重しましょう。

「やっぱりまだ好き」？

愛情があるとはいえ、荒々しいその人との関係をそれでも続けようと思う理由はたくさん考えられます——とても大切なその人に強い絆を感じている。関係を維持しようと一生懸命取り組んできたし、苦しい時期だって切り抜けてきた。多くの困難に適応しながら、もっと上手に対処する方法を探してきた。

しかし、あまりにも疲れ果て、この関係があなた自身の健康をも脅かすのであれば、関係を維持する理由を評価し直さなければなりません。あなたが挙げる理由や、相手から受け取る理由は、それだけでは十分ではないかもしれません。

- 「やっぱりまだ好き！」というだけでは、あなたが非難され続けるような関係を維持するには十分ではないかもしれません。愛情よりも多くのことが、健全な人間関係には必要です。その人との関係であなたが苦しみ続けているのでしたら、あなたの愛情も最後には枯渇するでしょう。
- 「でも、私がいなくなったら彼はどうなるの？」には、あなたが身を引くとボーダーラインの人が未熟な状態に戻ってしまうのではないか、あるいは生きていけないのではないかというあなたの心配が表れています。罪の意識を感じるかもしれません。冷たく見捨てたと非難することで、ボーダーラインの人があなたのそうした意識を強めるかもしれません。しかし、「ベストを尽くした」とあなたが納得しているのでしたら、思いとどまるべきではありません。そうした変化によって、その人は責任を負わざるをえなくなり、実際のところ、以前よりもしっかりするかもしれません。いずれにしても、もしも自らの問題に対する洞察を得て、それに取り組んでいくことが本当にその人にできないのなら、あなたが幾度となく介入しても、避けようのない関係の冷え込みが先延ばしにされるだけでしょう。しがみついていると、いずれ、より急激な崩壊で否応なく終わりを迎えることになるかもしれません。

- 「子どもたちのため」、あるいは周りの人たちへの影響を、つながりを解消する際には考えざるをえないでしょう。子どもたちがこの別れにどのように向き合うことになるかを評価しなければなりません。ただ、あなたが留まって、大人同士の対立に子どもたちが曝されるほうが好ましくない、ということも考えられます。周りの人たちについて言えば、周りが承知しないからといって、あなたが不幸せであり続ける理由にはなりません。
- 「せめて友だちでいられない?」というのは、大切な人が関係を維持したいと心から願っている、あるいは必死でそうしようとしていることの表れかもしれません。親密なつながりが終わったあとに別なレベルで関係を続けていくのは、どんな場合でも大変です。ボーダーラインの人は、白か黒か、一方でなければもう一方というふうに、物事のとらえ方が極端です。ですから、恋人から友人への微妙な変化を舵取りしていくのは難しいことかもしれません。いくらかつながりを維持したいのでしたら、お互いにとっての境界線をそれぞれはっきりさせなければなりません。たとえば、連絡を取り合う頻度、どこまで身体に触れてよいか、その人に対してあなたにどこまで責任があるか、などを決める必要があるでしょう。そうした境界線が簡単に侵されるようでしたら、気づけば前と同じ、変えようとしていた不健全な関係に引きずり込まれているかもしれません。

立ち去るときを知りましょう

関係を維持しようとすることで直面する困難に圧倒されてしまいそうな時期もあるでしょう。将来的によくやったと思える日がくるのか、それともつながりをなくすべきなのか、判断のしどころです。まず、その人との関係には前進する見込みがあるのかどうかを慎重に評価しましょう。次のような状況では、見込みはほとんどないと言えるでしょう。

- これまで何年にもわたり、個人セラピーやカップルセラピーを受けてきたけれど、その人はいまだにすべての衝突をあなたのせいにし続ける。あなたとのぎくしゃくした関係において、どんな責任も引き受けようとしない。
- 不穏な対話に荷担していることを専門家などに指摘されると、その人は怒って、それ以上その専門家に会おうとしない。
- 関係が機能しないまま、変化がない。長い目で見ても、これまで変化がなかったし、これからも変わる見込みがない。
- その人は疑い深く、被害妄想があり、二人の関係は振り回されっぱなしである。何年も一緒に過ごし、専門家の適切な介入も受けているが、信頼が確立できない。
- 脅しや暴力で、あなたの身が危険にさらされる。
- 留まったときに変化なく続く痛みよりも、立ち去るときの心の痛みのほうが軽い。

留まるときを知りましょう

大切な人のそばに居続けると決めるのは、受け身でおとなしく追従するようなことではありません。その人と一緒の健康的な将来が見えるという、主体的な宣言です。そばに居続けるというのは、時間をかけた、熟慮のうえでの決断です。あなたと大切な人とのあいだには、同じ長期的な目標に向かって取り組んでいると言えるような、確かな合図があるでしょうか。

- 論争しても、二人で「乗り越え」られる。論点を無視するのではなく、妥協するか、あるいは合意しなくてもよいとの合意ができて、そのあともお互いに尊重し合える。
- その人との親密な関係に感じているほどの価値を、別の関係や、一人でいる場合には感じられそうもない。
- 関係がよくなってきていると感じる。
- その人のことをとても大事に思っているし、その人にもあなたとのつながりを保とうとする気持ちがある。

- その人には何らかの動揺させられる行動があるものの、賞賛に値する愛すべき性質もあり、あなたがそれに価値を置いている。
- 自分が問題を抱えて格闘していることにその人自身が気づいているし、それらの問題を減らそうともしている。
- 二人の関係のためにその人があなたと一緒に誠実に取り組んでいて、実際に前に進んでいることを示すものがある。

誰かとの、気持ちが満たされる関係があるからこそ、人生は有意義で満ち足りたものになる。多くの人にとってはそうでしょう。とはいえ、他の人と親しい関係を維持しようとするのはなかなか大変です。その人が感情面で重荷を抱えている場合はなおさらです。あなたが追い求めようとしている愛情関係は、あなたを押し返してくるかもしれませんし、拒絶するかもしれませんし、傷つけさえするかもしれません。あなたの勇気と強さは、大切な人と一緒に居続けて、その人を支援しようというあなたの覚悟に表れています。

本書ではこれまで、境界性パーソナリティ障害によるものと思われる行動を示す誰かとの関係をよりよいものにするための枠組みをお伝えしてきました。あなたにも、あなたの大切な人にも、幸せになるチャンスと権利があります。願わくは、本書のページをめくることで、あなた方が共に取り組んでいくうえで役立つものがいくらかでも見つかり、お二人にとって当然とも言える、満ち足りた関係性へとつながっていきますように。

文　献

Chapman, Alexander, and Kim Gratz, *The Borderline Personality Disorder Survival Guide* (Oakland, CA: New Harbinger Publications, 2007).

Friedel, Robert O., *Borderline Personality Disorder Demystified: An Essential Guide for Understanding and Living with BPD*, rev. ed. (Boston: De Capo Press, 2018).

Gunderson, John G., and Perry D. Hoffman, *Understanding and Treating Borderline Personality Disorder: A Guide for Professionals and Families* (Washington, DC: American Psychiatric Publishing, 2005).

Kreisman, Jerold J., and Hal Straus, *I Hate You—Don't Leave Me: Understanding the Borderline Personality*, 2nd ed. (New York: Perigree, 2010).

Kreisman, Jerold J., and Hal Straus, *Sometimes I Act Crazy: Living with Borderline Personality Disorder* (Hoboken, NJ: John Wiley & Sons, 2004).

Manning, Shari Y., *Loving Someone with Borderline Personality Disorder* (New York: Guilford Press, 2011).

Mason, Paul, and Randi Kreger, *Stop Walking on Eggshells,* 2nd ed. (Oakland, CA: New Harbinger Publications, 2007).

ウェブサイト

Black Sheep Project (a community designed to connect those dealing with BPD): https://www.blacksheepproject.org

BPD Central (resources, including books and articles): http://www.bpdcentral.com

BPD Family (coping tools for families): http://www.bpdfamily.com

BPD Recovery (for individuals recovering and seeking help): http://www.bpdrecovery.com

BPD Resource Center (general information for individuals and families): http://www.bpdresources.net

National Education Alliance for Borderline Personality Disorder (support and education for relatives, consumers, and professionals): https://www.borderlinepersonalitydisorder.com

National Institute of Mental Health (fact sheets and general information): https://www.nimh.nih.gov/health/topics/borderline-personality-disorder/index.shtml

Treatment and Research Advancements for BPD (support center that educates and fights stigma): http://www.tara4bpd.org

ブログ

Healthy Place: More Than Borderline: https://www.healthyplace.com/blogs/category/borderline/

Psychology Today: http://www.psychologytoday.com/experts/jerold-j-kreisman-md

●著 者

ジェロルド・J・クライスマン（Jerold J. Kreisman, MD）

精神科医。境界性パーソナリティ障害（BPD）の専門家として指導的な立場にいる。共著で出版した *I Hate You-Don't Leave Me*（邦訳『境界性人格障害（BPD）のすべて』，ヴォイス，2004）は，一般向け書籍としても専門書としても BPD 分野の古典として読まれ続け，2010 年には全面改訂された。共著 *Sometimes I Act Crazy*（邦訳『BPD（境界性パーソナリティ障害）を生きる七つの物語』，星和書店，2007）では，家族や友人たちがこの障害とどう向き合ってきたかを紹介している。*Psychology Today* でブログを綴る。アメリカ内外で広く講義を行い，アメリカのミズーリ州セントルイスで開業中。

「本書に寄せて」の執筆者

ランディ・クリーガー（Randi Kreger）

ウェブサイトの www.bpdcentral.com およびオンラインサポートコミュニティの Welcome to Oz の設立者。共著書に *Stop Walking on Eggshells*（邦訳『境界性パーソナリティ障害＝BPD 第 2 版はれものにさわるような毎日をすごしている方々へ』，星和書店，2010）*The Essential Family Guide to Borderline Personality Disorder*（邦訳『境界性パーソナリティ障害ファミリーガイド』，星和書店，2011）がある。世界中で BPD について講演し，ワークショップを開いている。

●訳 者

荒井秀樹（あらい ひでき）

1990年 金沢大学医学部卒業。医学博士，精神保健指定医。

1991年 高岡市民病院精神科勤務。

1993〜1996年 金沢大学医学部附属病院神経精神科勤務。

その後，富山市民病院精神科医長，同院精神デイケア科部長を務め，

2004年より，さくらまちハートケアクリニック院長。

境界性パーソナリティ障害をもつ人とどう話したらいいですか
一緒にいるための対話のコツ

2020年7月15日 初版第1刷発行

著 者 ジェロルド・J・クライスマン
訳 者 荒 井 秀 樹
発行者 石 澤 雄 司
発行所 株式会社 **星 和 書 店**
〒168-0074 東京都杉並区上高井戸1-2-5
電話 03（3329）0031（営業部）／03（3329）0033（編集部）
FAX 03（5374）7186（営業部）／03（5374）7185（編集部）
URL http://www.seiwa-pb.co.jp

印刷・製本 中央精版印刷株式会社

Printed in Japan ISBN978-4-7911-1058-2

境界性パーソナリティ障害をもつ人と良い関係を築くコツ

家族、友人、パートナーのための実践的アドバイス

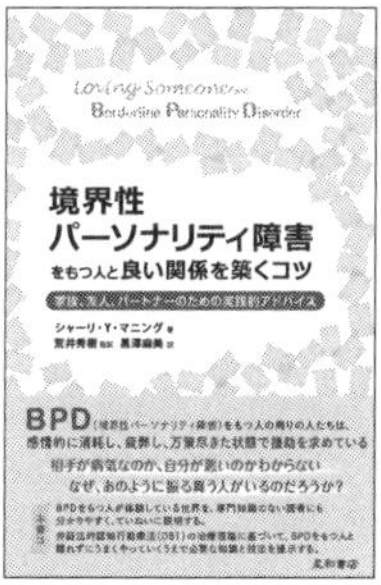

シャーリ・Y・マニング 著
荒井秀樹 監訳
黒澤麻美 訳

四六判　488p　定価：本体 2,600円＋税

弁証法的認知行動療法の治療理論に基づいて、境界性パーソナリティ障害（BPD）をもつ人が体験している世界を分かりやすく解説し、BPD をもつ人と良好な関係を作るための知識と技法を提示する。

境界性パーソナリティ障害ファミリーガイド

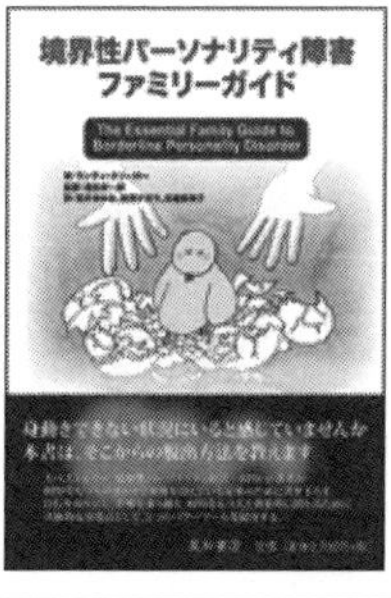

ランディ・クリーガー 著
遊佐安一郎 監訳
荒井まゆみ，岩渕デボラ，佐藤美奈子 訳

A5判　344p　定価：本体 2,700円＋税

BPD についてわかりやすく解説し、BPD をもつ人のまわりで苦悩する家族のために5つのパワーツールを紹介。家族の人たちが自信を取り戻し、新たな関係を築くための具体的なヒントを提示する。

発行：星和書店　http://www.seiwa-pb.co.jp